日常生活でお子さんから高齢者まで、みんなを肝炎ウイルスから守る

ウイルス肝炎感染防止ガイドライン

監修：四柳 宏（東京大学医学部附属病院感染症内科科長・准教授）

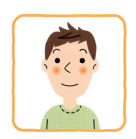
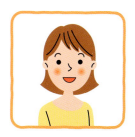
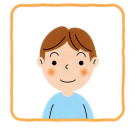
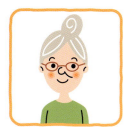
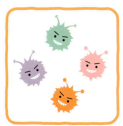
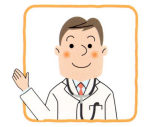

協和企画

序　文

　肝臓は、以前から「沈黙の臓器」と呼ばれ、慢性肝炎、肝硬変、肝がんに罹患していても症状がないことが少なくありません。わが国では、これら慢性肝疾患のほとんどがB型肝炎ウイルスかC型肝炎ウイルスによるものです。しかし、定期的に人間ドックなどで検査を受けていない場合は、肝炎ウイルスが感染していても気づかれずに病状が進行し、もはや後戻りできない病態にまで至って初めて見つかるのが普通です。

　いったんB型、C型肝炎ウイルスに感染すると、これらを排除するのは容易ではないため、感染しないように予防することが大切です。これらのウイルスは人から人へ、血液や体液を介して感染するわけですが、正しい知識を持っていないとどう予防したらよいか困ることでしょう。

　特に集団の場で、これらのウイルスに感染している人がいると過剰に警戒して、差別につながることもしばしば認められます。ご本人やご家族が肝炎ウイルスに感染している場合や、保育施設、高齢者施設などの勤務者などで、どう対処したらよいか困っている方も少なくないようです。

　B型肝炎ウイルスに対しては30年くらい前からワクチンができており、わが国では母親がB型肝炎ウイルスに感染している場合は、その新生児に接種されて感染を防いできたため、若い方々のB型肝炎ウイルス感染者は以前よりずっと減っていますが、これまでは定期接種に入っていなかったので、ワクチン接種を受けている人は多いとはいえず、免疫を持っていない人がほとんどです。また、C型肝炎ウイルスに対するワクチンはまだできていません。

　こういった現状をふまえて、ウイルス肝炎の感染を減らすための知識を一般の方々へ普及するために、東京大学感染症内科科長の四柳　宏先生が研究代表者を務めた厚生労働省研究班はいくつかの一般向けのガイドラインを作成しています。本書はそれらの

うち、最も重要な「日常生活の場でウイルス肝炎の伝播を防止するためのガイドライン（一般の方向け）」、「保育の場において血液を介して感染する病気を防止するためのガイドライン─ウイルス肝炎の感染予防を中心に─」、「高齢者施設における肝炎対策のガイドライン」の3編をまとめたものです。

　これらガイドラインの執筆制作にあたっては、肝臓病、感染症、小児などの専門医が協力して現時点での最新の医学的知見を分かりやすく解説し、実際の社会生活でどうしたらよいかが具体的に書かれています。内容はかなり多岐にわたっていますが、一般の方々が理解しやすいようにイラストを入れた平易な記述になっており、Q&Aにも適切な問題が選ばれて参考になる点が多いと思われます。

　本書をお読みになって、肝炎ウイルス感染の実際とそれによって起こる病気や治療について知っていただき、その感染を過度に恐れることなく感染予防を適切に行っていただきたいと思います。他方、すでに感染してキャリアとなっている方々の不安を和らげ、周囲から不当に扱われることのないようになることを心より希望いたします。

鳥取大学名誉教授
日本小児科学会名誉会員
日本肝臓学会名誉会員

白木　和夫

日常生活でお子さんから高齢者まで、みんなを肝炎ウイルスから守る

ウイルス肝炎感染防止ガイドライン

INDEX

序　文／白木　和夫 ………………………………………………………………………… ii

第1章　日常生活の場でウイルス肝炎の感染を防ぐために（一般の方向け）

1　日常生活の場で感染を防ぐために注意すべきこと ……………………………… 2
　1．はじめに ……………………………………………………………………………… 2
　2．すべての人の体には微生物が存在しています …………………………………… 4
　3．排泄物や体液のついたものに触れる際の注意 …………………………………… 5
　4．排泄物や体液を介した感染を防ぐために ………………………………………… 7
　5．ワクチンで予防できる感染症もあります ………………………………………… 8

2　ウイルス肝炎の伝播を防ぐために ………………………………………………… 9
　1．肝炎、ウイルス肝炎とはどのような病気か ……………………………………… 9
　2．ウイルス肝炎とその伝播経路 ……………………………………………………… 10
　3．B型肝炎とC型肝炎の伝播を防ぐために ………………………………………… 14
　4．感染が起こらないと考えられる代表的な日常行為 ……………………………… 15
　5．B型肝炎とC型肝炎の違い ………………………………………………………… 17
　6．B型肝炎・C型肝炎は制御可能な病気です ……………………………………… 18
　7．おわりに ……………………………………………………………………………… 19

Q＆A ……………………………………………………………………………………… 20
　Q1　血液を介して感染する感染症にはどのようなものがあるのでしょうか？ ……… 20
　Q2　ウイルス肝炎はすべて血液を介して感染するのでしょうか？ ………………… 20
　Q3　性交渉やキスで肝炎に感染するのでしょうか？ ……………………………… 20
　Q4　友人にB型肝炎ウイルスキャリア（持続感染者）がいます。
　　　感染を防ぐにはどのようなことに注意すればよいでしょうか？ ……………… 21
　Q5　同居している祖父がB型肝炎ウイルスキャリアです。
　　　感染を防ぐにはどのようなことに注意すればよいでしょうか？ ……………… 21
　Q6　C型肝炎の友人がけがをしたので、傷の手当てをしました。
　　　自分がC型肝炎に感染する危険性はあるのでしょうか？ ……………………… 21
　Q7　蚊に刺されることでウイルス肝炎に感染することはありますか？ ……………… 22

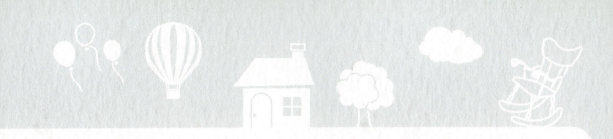

Q8　B型肝炎ウイルスキャリアの友人の血液で机が汚れました。
　　　どのように処置をすればよいですか？ ………………………………… 22
Q9　B型肝炎、C型肝炎は予防できますか？ ……………………………… 23
Q10　B型肝炎のワクチンはどのようなものですか？ …………………… 23
Q11　B型肝炎ワクチンはどのような人が接種するのですか？ ………… 24
Q12　B型肝炎ワクチンの副作用はどのようなものがあるのでしょうか？ …… 24
Q13　B型肝炎ウイルスキャリア、B型慢性肝炎はどのようにして診断しますか？ …… 25
Q14　C型肝炎ウイルスキャリア、C型慢性肝炎はどのようにして診断しますか？ … 26
Q15　肝硬変、肝がんに進行するのはどのような場合でしょうか？ ……… 26
Q16　B型慢性肝炎の治療にはどのようなものがありますか？
　　　また、治療によって肝硬変、肝がんへの進行を止めることができますか？ …… 27
Q17　C型慢性肝炎の治療にはどのようなものがありますか？
　　　また、治療によって肝硬変、肝がんへの進行を止めることができますか？ …… 28

第2章　保育の場でウイルス肝炎の感染を防ぐために

1　保育施設に勤務される方に知っておいていただきたいこと …………… 30
　1．感染症とはどのような病気か ………………………………………… 30
　2．保育施設で問題となる感染症にはどのようなものがあるか ……… 34
　3．感染経路 ………………………………………………………………… 36
　4．予防接種 ………………………………………………………………… 38

2　ウイルス肝炎について ……………………………………………………… 42
　1．ウイルス肝炎とはどのような病気か ………………………………… 42
　2．ウイルス肝炎とその伝播経路 ………………………………………… 43
　3．B型肝炎とC型肝炎 …………………………………………………… 45
　4．保育園での生活と感染症 ……………………………………………… 47
　5．職員の衛生管理 ………………………………………………………… 51

3　園児や保護者への指導のポイント ………………………………………… 57
　1．保育園に入る前に済ませておきたい予防接種 ……………………… 57
　2．家庭における衛生管理 ………………………………………………… 58

INDEX

Q & A ……………………………………………………………………………… 60

- **Q1** 保育園に入園してくる園児の中でB型肝炎ウイルス、C型肝炎ウイルスに持続感染している児(キャリア)は何％くらいでしょうか？ ……………… 60
- **Q2** 過去に保育園でウイルス肝炎に罹患した事例はありますか？ …………… 60
- **Q3** 園児がウイルス肝炎に罹患した場合はどのような症状が出るのでしょうか？ … 61
- **Q4** 職員がウイルス肝炎に罹患した場合はどのような症状が出るのでしょうか？罹患した場合には仕事を休むべきでしょうか？ …………………………… 61
- **Q5** 洋式トイレでB型肝炎やC型肝炎ウイルスに感染することはありますか？ …… 62
- **Q6** 園児のおむつについた尿や便からB型肝炎やC型肝炎ウイルスに感染することはありますか？ …………………………………………………… 62
- **Q7** お風呂やプールを媒介として、ウイルス肝炎に感染した園児や職員からの感染が広がることはありますか？ ……………………………………………… 62
- **Q8** ウイルス肝炎に感染した園児や職員と手をつなぐことで感染することはありますか？ …………………………………………………………… 63
- **Q9** 保育園にある玩具や学習用品を介して感染が起こることはありますか？ ……… 63
- **Q10** ウイルス肝炎に感染した園児や職員と同じコップで回し飲みをしました。感染する可能性はありますか？ ………………………………………… 63
- **Q11** ウイルス肝炎に感染した園児の使った歯ブラシを誤って使ってしまいました。感染する可能性はありますか？ ………………………………………… 63
- **Q12** 蚊に刺されることでウイルス肝炎に感染することはありますか？ ………… 64
- **Q13** ウイルス肝炎の園児が他の園児に噛みついたら事後どうすればよいですか？ … 64
- **Q14** 肝炎ウイルスキャリアの園児がけがをした場合には、どのような注意が必要ですか？ ………………………………………… 65
- **Q15** 私(職員)はウイルス肝炎に感染しています。園児に接する場合にどのような注意が必要ですか？ ………………… 65
- **Q16** ウイルス肝炎の子供の傷の手当ての際に手袋をするように言われました。子供に手袋をして接することには心理的な抵抗があるのですが手袋はする必要がありますか？ ………………………………………………… 66
- **Q17** 使い捨て手袋はコストがかかるので困ります。本当にそこまでする必要があるのでしょうか？ ……………………………… 66
- **Q18** 他国の保育園での感染予防状況を教えてください。 ……………………… 67

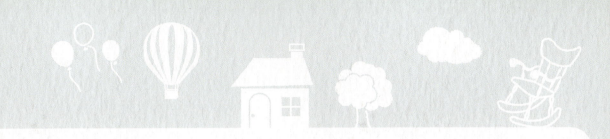

Q19	肝炎罹患児の親権者から入園の相談があった場合には、どうすればよいでしょうか？	67
Q20	園児がウイルス肝炎に罹患していることを知った場合は、どのような対応をすればよいでしょうか？	68
Q21	職員は全員ウイルス肝炎検査を受けたほうがよいですか？	68
Q22	職員に対してB型肝炎ワクチン接種を強く勧めるべきですか？	68
Q23	園児がB型肝炎ワクチン未接種の場合は接種を勧めるべきですか？	69
Q24	B型肝炎キャリアの頻度が高い国で出生した園児は検査を勧めるべきですか？	69
Q25	ウイルス肝炎に感染している園児の保護者（親権者）に肝炎のことを尋ねる場合はどのようなことに注意すればよいですか？	70
Q26	B型肝炎キャリアやC型肝炎キャリアの子供は運動や食事について何か配慮が必要でしょうか？	70
Q27	私はB型肝炎ウイルスキャリアです。保育園に勤務する際にどのようなことを心がければよいでしょうか？	71
Q28	B型肝炎ワクチンを打つ前に、血液検査を受ける必要がありますか？また、接種後に血液検査を受ける必要はありますか？	72
Q29	B型肝炎ワクチンを打つ際の費用はいくらくらいですか？何回接種すればよいのでしょうか？	73
Q30	B型肝炎ワクチンを打つとどのようなメリットがあるのでしょうか？	73
Q31	B型肝炎ワクチンの副作用はどのようなものがあるのでしょうか？	73

第3章　高齢者施設でウイルス肝炎の感染を防ぐために

1　高齢者施設に勤務される方に知っておいていただきたいこと ································ 76
　1．感染症とはどのような病気か ································ 76
　2．高齢者施設で問題となる感染症にはどのようなものがあるか ································ 78
　3．病原体の感染経路にはどのようなものがあるか ································ 79
　4．ウイルス肝炎とはどのような病気か ································ 81
　5．ウイルス肝炎とその伝播経路にはどのようなものがあるか ································ 82

INDEX

2　職員の衛生管理 ……………………………………………………………… 84
　　1.　感染症から自らを守るために何が必要か …………………………… 84
　　2.　自分が肝炎ウイルスキャリアの場合は、何に注意すべきか ……… 87

Q & A ………………………………………………………………………………… 89
　Q1　高齢者施設に入所される方の中でB型肝炎ウイルス、C型肝炎ウイルスに
　　　持続感染している人（キャリア）は何％くらいでしょうか？ ……… 89
　Q2　入所者から他の入所者へB型肝炎ウイルス、C型肝炎ウイルスの
　　　感染は起こりますか？ ………………………………………………… 89
　Q3　入所者から職員、職員から入所者へのB型肝炎ウイルス、C型肝炎ウイルスの
　　　感染は起こりますか？ ………………………………………………… 90
　Q4　お風呂を媒介として、ウイルス肝炎に感染した入所者や職員から
　　　感染が広がることはありますか？ …………………………………… 90
　Q5　ウイルス肝炎に感染した入所者や職員が手をつなぐことで
　　　感染することはありますか？ ………………………………………… 90
　Q6　ウイルス肝炎に感染した入所者と職員とが同じコップで回し飲みをしました。
　　　感染する可能性はありますか？ ……………………………………… 91
　Q7　肝炎ウイルスキャリアの入所者がけがをした場合は、
　　　どのような注意が必要ですか？ ……………………………………… 91
　Q8　肝炎ウイルスキャリアの人の血液で床が汚れました。
　　　どのように処置をすればよいですか？ ……………………………… 92
　Q9　職員は全員ウイルス肝炎検査を受けたほうがよいですか？ ……… 93
　Q10　職員に対してB型肝炎ワクチン接種を強く勧めるべきですか？ … 93
　Q11　私はB型肝炎ウイルスキャリアです。
　　　高齢者施設に勤務する際にどのようなことを心がければよいでしょうか？ …… 94
　Q12　職員がB型肝炎ワクチンを接種する前に血液検査を受ける必要はありますか？
　　　また、接種後に血液検査を受ける必要はありますか？ ……………… 95
　Q13　B型肝炎ワクチンの副作用にはどのようなものがありますか？ …… 95

資料　高齢者施設における感染症に関する実態ならびに職員の意識調査 ……… 96

あとがきに代えて―この2年間の進歩―／四柳　　宏 ……………………… 100

第1章

日常生活の場で
ウイルス肝炎の感染を防ぐために
（一般の方向け）

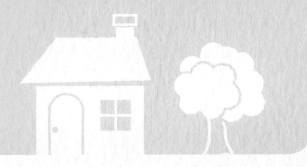

1 日常生活の場で感染を防ぐために注意すべきこと

1. はじめに

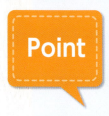

感染は主として
1) 鼻や口から微生物を吸いこんだ場合
2) 微生物のついた食物や水を食べたり飲んだりした場合
3) 皮膚や粘膜に傷のある場合
に起こります。

　私たちはさまざまな病気にかかります。病気の中で微生物（細菌、ウイルスなど）により起こるものを感染症と呼びます。微生物が私たちの体の中に入り、感染すると病気が起こるわけです。したがって、微生物がどのような経路で私たちの体の中に入るかを知り、それを断つことにより、感染症を予防することができます。
　微生物が私たちの体の中に入る経路としては、次のようなものがあげられます。

- 鼻や口などから入る……かぜ、インフルエンザ、はしかなど
- 食べ物を通して入る……ノロウイルス感染症、病原大腸菌感染症など
- 傷などを通して入る……ウイルス肝炎、ブドウ球菌感染症など

　このガイドラインは"傷などを通して入る微生物"による感染症を防ぐために私たちが注意すべきことを述べたものです。皮膚は微生物の侵入を防いでくれる大切な役割を果たしていますが、この皮膚に傷があると微生物が入りやすくなります。
　「1　日常生活の場で感染を防ぐために注意すべきこと」では、そのような感染症の伝播（でんぱ：感染症が人から人に広がること）を防ぐための一般的な注意について述べています。
　「2　ウイルス肝炎の伝播を防ぐために」では、感染症の中でもB型肝炎、C型肝炎などウイルス肝炎の伝播を防ぐために日常生活で守るべきことについて述べています。

1 日常生活の場で感染を防ぐために注意すべきこと

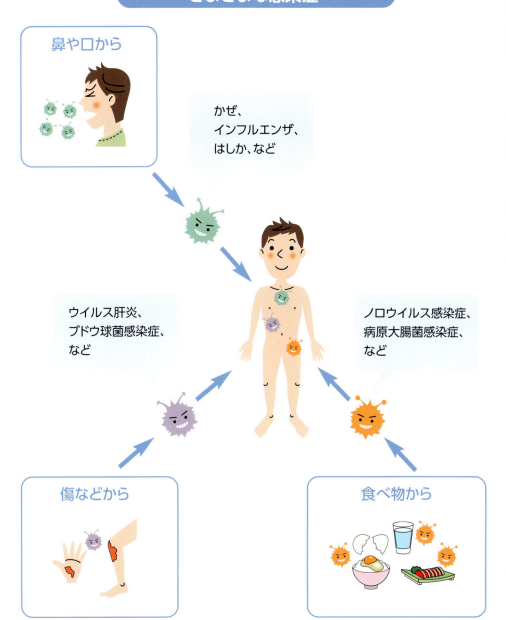

2. すべての人の体には微生物が存在しています

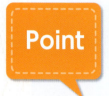

- 私たちの鼻や口の中、腸の中、皮膚の表面には微生物が常在しています。
- したがって、体液や排泄物の中にも微生物が含まれています。

　私たちは鼻、口、皮膚などを通じて直接外界と接しています。したがって、外界に存在する微生物が私たちの体の表面についたり、体の中に入ったりすることが日常的に起こっています。また、私たちの鼻や口の中、腸の中、皮膚の表面には微生物（常在菌）が存在しています。こうした微生物は、普段は私たちに病気を起こしませんが、鼻、口、腸の表面を覆う粘膜や皮膚についた傷などから体の奥や血液の中に入ると、病気を起こす可能性があります。

　つまり、私たちの体から出る唾液、痰、鼻水、便、吐いたものなどには微生物が含まれています。また、血液、尿、精液、膣分泌液にも微生物が含まれていることがあります。したがって、こうした排泄物や体液に触れるときには、微生物が体の中に入らないように十分に注意する必要があります。また、自分の排泄物や体液に他の人が触れないように気を配る必要があります。

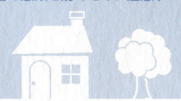

3. 排泄物や体液のついたものに触れる際の注意

- 排泄物や体液のついたものに素手で触れないように心がけましょう。
- 排泄物や体液のついたものに触れる際には、できるだけ使い捨て手袋を使いましょう。

　皆さんの手や指先を見ると、多くの人には細かなささくれや手荒れがあると思います。皮膚病（アトピー性皮膚炎など）で皮膚が荒れている人もいるでしょう。目に見えない小さな傷が手にできていることもしばしばあります。こうした手の傷から微生物が体の中に入る可能性があります。

　したがって、排泄物（唾液、痰、鼻水、便、吐いたもの）や体液（血液、尿、精液、膣分泌液）がついたものに触れる際には、それが誰から出たものであっても、できる限り使い捨て手袋をつけて触れるべきです。また、触れた後には流水と石けんを使って手を洗う必要があります。

　こうした対応は感染症を予防するための基本的な方法であり、「標準予防策」と呼ばれています。

第1章　日常生活の場でウイルス肝炎の感染を防ぐために（一般の方向け）

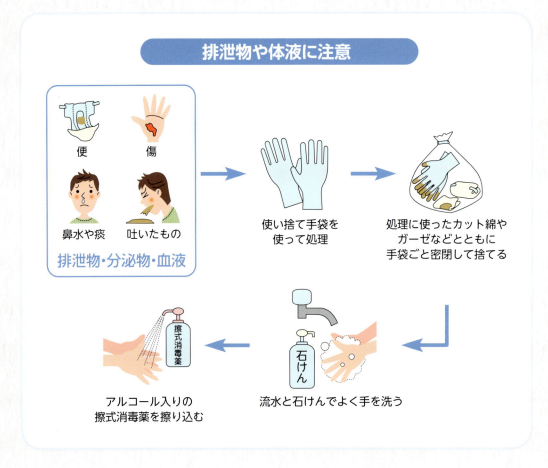

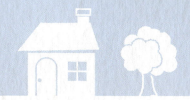

4. 排泄物や体液を介した感染を防ぐために

- 排泄物や体液で周囲を汚さないように気をつけましょう。
- 排泄物や体液のついたものは紙で拭き取り、ビニールに包んで捨てましょう。

　先に述べたように、私たちの体から出された排泄物（唾液、痰、鼻水、便、吐いたもの）の中には微生物が含まれています。したがって、こうしたものに他人が触れることのないように心がける必要があります。唾液、痰、鼻水はティッシュペーパーにくるんで捨てるべきですし、吐いたものは紙で拭き取ってビニールに包んで捨てることが望まれます。また、咳、くしゃみなどの症状があるときには、マスクをする必要があります。口移しで食物などを別の人に食べさせることも好ましくありません。

　また、あらゆる人の血液には微生物が含まれている可能性があります。けが、鼻血、生理などで出血した場合、周囲を汚さないように気をつける必要があります。血液で周囲を汚した場合は、紙で拭き取り、ビニールに包んで捨てることが望まれます。他の体液（尿、精液、膣分泌液）についても同様の注意が望まれます。

血液や体液の処理法

けが、鼻血、生理などで出血し、周囲を血液（尿、精液、膣分泌物）で汚したら

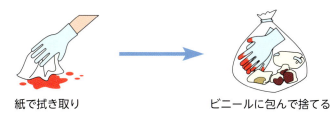

紙で拭き取り　→　ビニールに包んで捨てる

5. ワクチンで予防できる感染症もあります

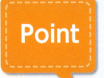
- 麻しん(はしか)や水痘(みずぼうそう)などはワクチンで予防できます。
- B型肝炎もワクチンで予防できます。

　微生物が体の中に入っても、人には微生物に対抗する働き(免疫)が備わっています。病気の種類によっては、ワクチンを接種することにより、人が事前にこの微生物に対抗する力を強くすることができ、その病気にかかるのを予防できます。麻しん(はしか)、水痘(みずぼうそう)、インフルエンザなどがその例です。インフルエンザもワクチンを接種することにより、病気にかかるのを防いだり、かかった際の症状を軽くすることができます。「2　ウイルス肝炎の伝播を防ぐために」で述べるA型肝炎、B型肝炎も、ワクチンによる予防が可能です。

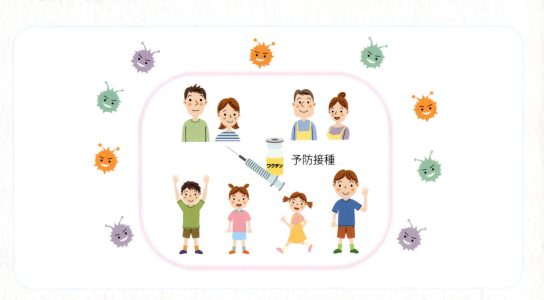

2. ウイルス肝炎の伝播を防ぐために

1. 肝炎、ウイルス肝炎とはどのような病気か

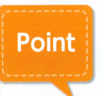

- 肝炎とは、さまざまな原因で肝臓の細胞が壊れたり、その働きが損なわれたりする病気です。
- ウイルス肝炎は、原因になるウイルスの種類によって主にA型、B型、C型、D型、E型の5種類があります。

　肝炎とは、さまざまな原因で肝臓の細胞が壊れたり、その働きが損なわれたりする病気です。原因にはウイルスやアルコール、薬や化学物質などがあります。その中で、他人に病気が伝播する可能性があるものとしてウイルス肝炎があります。

　ウイルス肝炎は、原因になるウイルスの種類によって、主にA型、B型、C型、D型、E型の5種類があります。このうちD型は日本ではまれであるため、このガイドラインでは取り上げません。このガイドラインには、ウイルス肝炎のように伝播を起こすことのある病気について、他人に伝播させない、他人から伝播されないための日常生活上の注意点が述べられています。

2. ウイルス肝炎とその伝播経路

■A型肝炎・E型肝炎

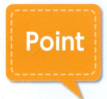

- A型肝炎は、主に患者さんの便や海産物に含まれているウイルスが口から体内に入った場合に伝播(感染)します。
- E型肝炎は、主にブタ、イノシシなどのレバーを十分に加熱しないまま食べたときに伝播します。

　A型肝炎は、主に患者さんの便や海産物に含まれているウイルスが口から体内に入った場合に伝播します。「傷から入る微生物を通じて感染する病気」ではありません。伝播の経路としては、

(1) A型肝炎ウイルスに汚染された飲食物が口から入る経路
(2) ウイルスを便中に排泄している人が用便後によく手を洗わず調理したため、汚染された食物が口から入る経路
(3) ウイルスの含まれた海産物を生のまま食べることにより、口から入る経路

などがあります。
　A型肝炎ウイルスは熱に弱いため、十分に加熱した飲食物からは感染は起こりません。A型肝炎に感染しないためには、ウイルスに汚染された飲食物を摂取しないことが大切です。また、A型肝炎が流行している国や地域では、十分に加熱調理された食品を摂ることが大切です。滞在が長期になる場合にはA型肝炎ワクチンを接種することが勧められます。
　E型肝炎の感染経路はA型肝炎と同じですが、E型肝炎ウイルスが含まれている可能性のある主な感染源はブタ、イノシシなどのレバー(肝臓)といわれています。E型肝炎ウイルスも熱に弱いため、感染予防のためには、これらも十分に加熱調理することが重要です。

2 ウイルス肝炎の伝播を防ぐために

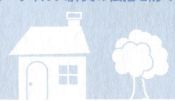

A型・E型肝炎とも熱に弱いので、十分に加熱調理することが重要

A型肝炎

感染者の便や海産物に含まれているウイルスが口から体内に入った場合に伝播

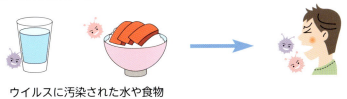

ウイルスに汚染された水や食物

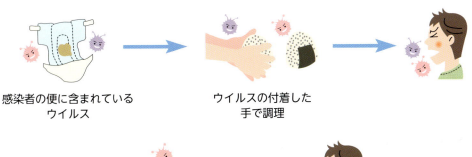

感染者の便に含まれている　　ウイルスの付着した
ウイルス　　　　　　　　　　手で調理

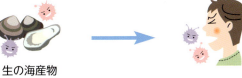

生の海産物

E型肝炎

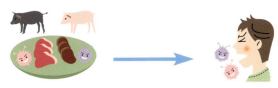

十分に加熱していない
イノシシやブタなどのレバー

■B型肝炎・C型肝炎

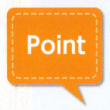

- B型肝炎とC型肝炎は血液や体液が伝播の仲立ちになります。
- 伝播の経路としては、
  1) 鍼治療、ピアスの穴開け、入れ墨、ひげそりや脱毛など、さまざまな原因で正常な皮膚に生じた傷や穴からの伝播
  2) 性交渉の際の伝播（主にB型肝炎）
  3) ウイルス肝炎にかかったお母さんが出産する際の伝播（主にB型肝炎）

  が一般的です。

B型肝炎とC型肝炎はA型肝炎とは異なり、血液や体液が伝播の仲立ちになります。伝播の経路としては、

(1) 鍼治療、ピアスの穴開け、入れ墨、ひげそりや脱毛など、さまざまな原因で正常な皮膚に生じた傷や穴からB型・C型肝炎ウイルスを含む血液や体液が入っていく経路

(2) 性交渉の際に、体液や微量の血液が粘膜から体内に入る経路（主にB型肝炎）

(3) ウイルス肝炎にかかったお母さんが出産する際に、血液が赤ちゃんの体内に入る経路（主にB型肝炎）

上記のようなことが一般的です。なお、B型肝炎にかかったお母さんの出産の際には、生まれてくる赤ちゃんに対して、予防処置が行われます。この場合は健康保険が適用されます。

2 ウイルス肝炎の伝播を防ぐために

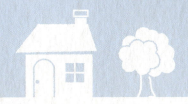

　ウイルスの伝播は、少量の血液や体液からでも起こります。例えば、肝炎の患者さんのひげそりや脱毛、ピアスの穴開け、入れ墨に使用した器具に微量のウイルスが付着していたとします。この器具を十分に洗浄・消毒せずに別の人に使うと、ウイルスが伝播する可能性があります。

B型肝炎、C型肝炎は血液や体液を介して伝播・感染します

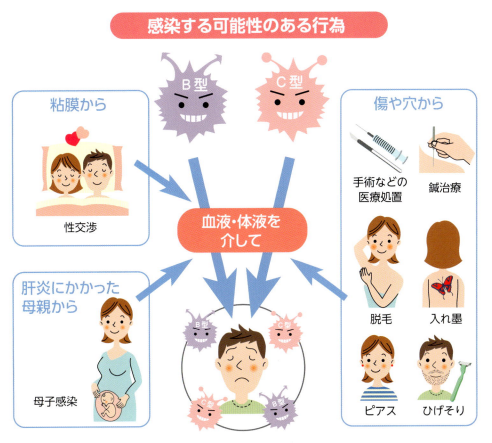

- 傷や穴は絆創膏やガーゼで覆い、接触感染の危険性を減らしましょう。
- 医療器具やかみそり、歯ブラシ、ピアッサーなどを他人と共有することは避けましょう。

3. B型肝炎とC型肝炎の伝播を防ぐために

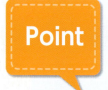

- 血液や体液が付着した器具を十分に洗浄・消毒すること、そして洗浄・消毒してあることを確かめることが大切です。
- タオルや歯ブラシなどを共有しないことも大切です。

　他人の血液や体液に接触する機会をできるだけ減らすことが基本です。日常生活の場において、それらに接触する機会はそれほど多くありません。血液や体液が付着した器具を十分に洗浄・消毒すること、そして洗浄・消毒してあることを確かめることが大切です。医療機関では通常、手術などに使用する器具を十分に洗浄・消毒していますので、安心してください。ひげそりの刃やバリカン、ピアッサーなどは他人と共有しないことが原則です。やむを得ず共有する場合は、十分に洗浄・消毒されていなければなりません。

　B型肝炎の場合は「5. B型肝炎とC型肝炎の違い」で述べるワクチンを接種するのも有効な方法です。

　なお、寮などでは家族ではない一般の方々同士が一緒に暮らし、密接に接触する機会が増えます。こうした場合は、タオルや歯ブラシなどを共有しないなどの注意が必要です。

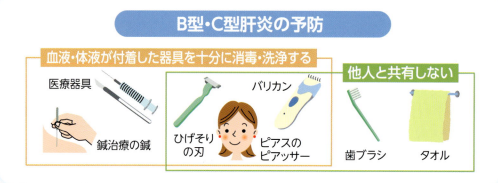

「洗浄・消毒の方法について」は、Q&A 8(P.22)を参照してください。

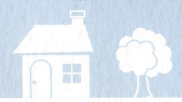

4. 感染が起こらないと考えられる代表的な日常行為

以下の行為では、B型肝炎やC型肝炎の伝播は起こりません。
- 会話
- 握手
- 会食(お皿に盛られた食べ物をとって一緒に食事することを含む)
- 目に見える汚染のない(血液や体液がついていない)場所(椅子、床、ドアノブなど)に触れること
- 血液や体液がついていない物品(食器、筆記用具など)の共有
- 公衆トイレで、目に見える汚染のない便座に座ること
- シャワー、入浴(明らかに出血している人がいない場合)＊

＊月経中で出血が多いときは、浴槽に入ることを避ける、タンポンを使用して一番最後に入浴する、のいずれかにすることが望ましいです。浴室が血液で汚れた場合は、水をよく流しておきます。B型肝炎ウイルスのキャリアの方の血液である場合は、念のため希釈した塩素系漂白剤を使って消毒してもよいですが、浴室に塩素がこもると危険なので、十分に換気しながら行ってください。

第1章　日常生活の場でウイルス肝炎の感染を防ぐために（一般の方向け）

感染する恐れのない日常行為

会食
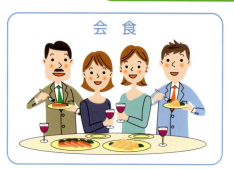

会話
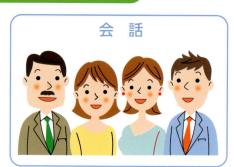

握手
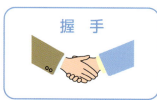

清潔な（血液や体液がついていない）場所への接触・共有も大丈夫！

● 椅子・ドアノブ・床
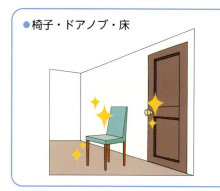

● 公衆トイレ
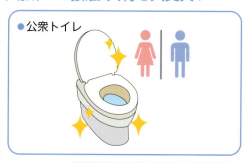

● 筆記用具
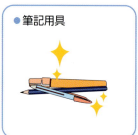

● 食器
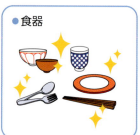

● シャワー・浴室
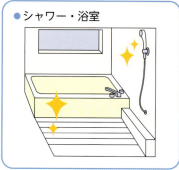

5. B型肝炎とC型肝炎の違い

- 感染力はB型肝炎のほうが強いですが、日常生活の場で気をつけるべき場面に関して、B型肝炎とC型肝炎で区別する必要はありません。
- B型肝炎にはワクチンが存在し、感染予防が可能です。

　同じ肝炎ウイルスでも、B型肝炎ウイルスとC型肝炎ウイルスの感染力は異なります。医療現場で、ウイルス肝炎の患者さんの血液がついた針を医療従事者が自分の手や指に刺してしまった場合に、その医療従事者が肝炎にかかる確率は、患者さんのウイルス肝炎がB型では30％に達するとされていますが、C型であれば2～3％です。この違いは、ウイルスの感染力の差によると考えられています。しかし、どちらのウイルスも感染を起こすことに変わりはありませんから、日常生活の場で気をつけるべき場面に関して、B型肝炎とC型肝炎で区別する必要はありません。

　B型肝炎とC型肝炎のもう一つの大きな違いは、B型肝炎にはワクチンが存在し、感染予防が可能である点です。B型肝炎ワクチンは、肝炎ウイルスの成分（タンパク質）の一部を人工的に作った薬剤であり、感染を防ぐ力を獲得するうえでとても有効で、しかも安全性の高いものです。ワクチンで十分な免疫力を得た場合は、B型肝炎ウイルスの含まれた血液や体液に接触しても感染する心配はまずありません。5～6か月の間に3回の接種が必要です。

　これに対して、C型肝炎ではウイルス表面のタンパク質が構造を変えやすいこともあり、ワクチンの合成に成功していません。そのため、ワクチンによる予防は現時点では不可能です。

6. B型肝炎・C型肝炎は制御可能な病気です

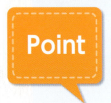

- B型肝炎は治療によりウイルス量を減らすことができ、伝播の可能性は極めて低くなっています。
- C型肝炎は治療により多くの人でウイルスを排除することができるようになりました。

　B型肝炎・C型肝炎の治療は、かつては難しいものでしたが、現在はよい薬が開発され、ウイルスの排除や制御が可能になってきています。

　B型肝炎は、インターフェロン、核酸アナログ製剤の投与によりウイルス量を減らすことができ、こうした治療を受けた方ではウイルスが伝播する可能性は非常に小さくなっています。

　C型肝炎は、インターフェロンや直接的な抗ウイルス薬を使った治療で9割以上の方がウイルスを排除できるようになりました（ウイルスが排除されれば伝播の可能性はゼロになります）。

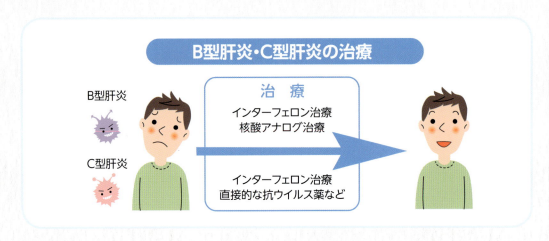

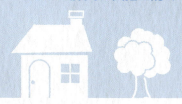

7. おわりに

　日常生活の中で私たちの皮膚が傷つくことは多いものです。したがって、傷口から微生物が入る機会も少なくないと考えられます。排泄物・血液や体液が他の人につかないように心がけること、傷に対してすぐに適切な処置を行うことの2つを意識して守ることで、日常生活の場での微生物の伝播は大きく減らすことができることを強調したいと思います。

参考とした情報・文献
1) CDCのC型肝炎に関するガイドライン
　Anonymous. Recommendations for prevention and control of hepatitis C virus (HCV) infection and HCV-related chronic disease. Centers for Disease Control and Prevention. MMWR Recomm Rep. 1998；47(RR-19)：1-39.
2) WHOウェブサイト　B型肝炎のページ　一般人向けの記述：
　"How do you get hepatitis B? How can I protect myself?"（http：//www.who.int/features/qa/11/en/）
3) ウイルス肝炎研究財団　Q&A（現在改訂作業中）
　（http：//www.vhfj.or.jp/06.qanda/index.html）

Q & A

感染経路

Q1 血液を介して感染する感染症には
どのようなものがあるのでしょうか?

A1 B型肝炎、C型肝炎、HIV感染症、梅毒があげられます。各種のウイルス性出血熱疾患(エボラ出血熱、マールブルグ病、ラッサ熱、クリミア・コンゴ出血熱)がアフリカ大陸から東欧、中東、中央アジア諸国、中国西部などで報告されていますが、これらも血液を介して感染します。
その他に、輸血による感染が報告されている疾患として、変異型クロイツフェルト・ヤコブ病(狂牛病)、熱帯熱マラリア、ウエストナイルウイルス感染症などがあります。

Q2 ウイルス肝炎はすべて血液を介して感染するのでしょうか?

A2 ウイルス肝炎にはA型、B型、C型、D型、E型などがありますが、このうち、血液を介して感染するのはB型、C型、D型の3つです。A型とE型は経口感染する肝炎ウイルスです。
ただし、A型、E型でも急性肝炎の極期にはウイルスが血中に存在することがあり、血液を介して感染する可能性があります。

Q3 性交渉やキスで肝炎に感染するのでしょうか?

A3 B型肝炎の場合には、性交渉やディープキスの際にウイルスが多量に含まれている体液(あるいは血液)に粘膜面が接触することで感染する可能性が高いと考えられています。
一方、C型肝炎の場合には性交渉やディープキスによる感染成立の可能性はそれほどありませんが、C型慢性肝炎患者の配偶者にC型急性肝炎が発症した事例が存在すること、患者の唾液腺内でC型肝炎ウイルスの増殖が証明されたという報告があること、などから皆無とは断定できません。

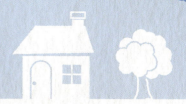

Q4 友人にB型肝炎ウイルスキャリア(持続感染者)がいます。感染を防ぐにはどのようなことに注意すればよいでしょうか?

A4 日常、友人としてお付き合いされるのであれば、B型肝炎に感染する可能性は基本的にはありません。しかしながら、B型肝炎ウイルスキャリアの体液、血液などにはB型肝炎ウイルスが存在していることから、けがの手当などで体液、血液が体に付着した場合には、速やかに流水で洗浄する処理が必要です。なお、健康な皮膚に血液、体液が付着しただけでは感染は成立しませんが、お互いの皮膚に傷があり、そこに体液、血液が付着した場合には感染が成立する可能性があります。

Q5 同居している祖父がB型肝炎ウイルスキャリアです。感染を防ぐにはどのようなことに注意すればよいでしょうか?

A5 家族の中にB型肝炎ウイルスキャリアがいる場合には、原則として家族全員に感染予防のためのHBワクチンを接種することが推奨されます。HBワクチンの接種によってB型肝炎に対する免疫が一度獲得されれば、その後、B型肝炎に感染することはまずありません。
HBワクチンの接種が健康上の理由などで不適切な場合には、Q4と同じような対応が必要となります。ひげそりなどは容易に血液が付着する行為ですので、カミソリなどの扱いには注意すべきでしょう。

Q6 C型肝炎の友人がけがをしたので、傷の手当てをしました。自分がC型肝炎に感染する危険性はあるのでしょうか?

A6 Q4の回答と同様に、けがの手当てなどで体液、血液が体に付着した場合には、速やかに流水で洗浄する必要があります。
C型肝炎の場合もB型肝炎と同様に、健康な皮膚に血液、体液が付着しただけでは感染は成立しませんが、お互いの皮膚に傷があり、そこに体液、血液が付着した場合には、感染が成立する可能性があります。

Q7 蚊に刺されることでウイルス肝炎に感染することはありますか?

A7 蚊は人間を刺して吸血します。この血液にウイルスが含まれている場合には、ウイルスは蚊の体内に入りますが、蚊の体内でウイルスが増殖することはありません。蚊に刺されたときには皮膚に少量の唾液(蚊の唾液)が入りますが、この唾液の中にはウイルスは存在しないと考えられます。したがって、蚊に刺されることでウイルス肝炎に感染することはありません。

Q8 B型肝炎ウイルスキャリアの友人の血液で机が汚れました。どのように処置をすればよいですか?

A8 器具・機材などは速やかに流水で洗浄することが基本ですが、机の場合にはかえって汚染域を拡大させる可能性があります。まずは処置する人がウイルスに感染しないようにすることが重要です。使い捨て手袋などがあれば装着のうえで、布・ティッシュなどで拭き取り、以下に述べる薬物消毒を行ってください。薬物消毒の消毒剤には2種類があります。

1) 塩素系消毒剤:原液の次亜塩素剤(クロロックス®、ピューラックス®、ピューラックス®10、ハイター®、ミルトン®)を有効塩素濃度1,000ppm(0.1%)になるように水で希釈し(6%クロロックス®、ピューラックス®の場合には、水で50〜60倍に希釈)、1時間以上浸漬してください。
2) 非塩素系消毒剤:2%グルタール・アルデヒド液(ステリハイド®)に30分〜1時間浸漬してください。

これらの実施にあたっては、目・呼吸器粘膜への刺激性、皮膚腐食などに十分に留意してください。処置行為により生じた汚染物はビニール袋などに入れて、一般ゴミとは区別して廃棄することが必要です。

なお、消毒用エタノール(酒精綿)による拭き取りだけでは感染を防止できない可能性がありますので注意してください。

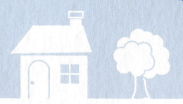

Q9 B型肝炎、C型肝炎は予防できますか？

A9

感染予防目的のワクチンはB型肝炎ではすでに臨床応用されています。一方で、C型肝炎の場合にはウイルスが非常に変異しやすいため、平成26年3月時点ではワクチンがありません。

Q10 B型肝炎のワクチンはどのようなものですか？

A10

B型肝炎感染を予防するB型肝炎ワクチンは注射薬です。成人の場合には、通常は3回（初回、1か月後、5～6か月後）ワクチンを接種することで、約90%の方で感染防御能を獲得するといわれています。B型肝炎ワクチンの接種で一度感染防御能を獲得した場合は、その後15年は効果が持続します。
（Zanetti AR, et al. Long-term immunogenicity of hepatitis B vaccination and policy for booster：an Italian multicentre study. Lancet. 2005；366：1379-84.）
B型肝炎ワクチンについては、現在わが国では2種類（ビームゲン®、ヘプタバックス®）が承認されています。いずれも、3回（初回、1か月後、半年以内の間に、筋肉注射もしくは皮下注射）接種する必要があります。HBs抗体の獲得率は19歳以下では97.5%と高率ですが、年齢とともに低下し、60歳以上では81.8%とワクチン不応例が増加します。
3回目の接種の1～2か月後に、HBs抗体価の測定を受けて、ワクチンの効果を確認するようにしてください。

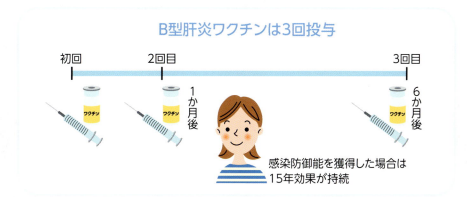

B型肝炎ワクチンは3回投与

Q11 B型肝炎ワクチンはどのような人が接種するのですか?

A11 日本では、B型肝炎感染のリスクの高い人に対して、B型肝炎ワクチンの接種が推奨されています。具体的に説明しますと、HBVキャリアのパートナー(配偶者を含む)、HBVキャリアと同居する方に対しては、B型肝炎ワクチンの積極的な接種が勧められます。職業上、血液を扱ったり、血液に曝露される可能性のある方、すなわち、医師、看護師、臨床検査技師などの医療従事者、消防士、救命救急職員、警察官などに対してもB型肝炎ワクチンの接種が推奨されています。また長期に集団生活を行う施設入所者も接種の対象といわれています。

一方、多くの諸外国では、B型肝炎感染のリスクに関係なく、はしかやポリオなどに対するワクチンと同様に、幼児期に全国民に対してB型肝炎ワクチンが接種されています。日本と諸外国とでB型肝炎ワクチンの対象者が異なる理由は、HBVキャリアの頻度の違いや、HBワクチンの開発のプロセスが異なることが考えられています。しかしながら、諸外国との関係がボーダーレスとなり、急速なグローバル化が進行している現代においては、日本においても、感染リスクに関係なく、できるだけ多くの方がB型肝炎ワクチンを接種すべきと考えられるようになってきました。

Q12 B型肝炎ワクチンの副作用はどのようなものがあるのでしょうか?

A12 B型肝炎ワクチンの副作用には、接種した部位の赤み、腫れ、しこりや接種後の倦怠感、頭痛などがあり、その頻度は5〜10%前後です。ほとんどが無処置で数日中によくなります。

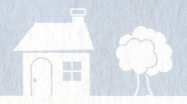

臨 床

Q13 B型肝炎ウイルスキャリア、B型慢性肝炎はどのようにして診断しますか？

A13 B型肝炎ウイルスに持続感染している人のことをキャリアと呼び、キャリアの中で6か月以上にわたって肝障害（血清中AST、ALTの高値）を呈している場合に、一般にはB型慢性肝炎と診断します。キャリアの診断には血液検査が必要で、血清中にHBs抗原（B型肝炎ウイルスが作るタンパク質の1種）が検出されるかどうかを調べます。HBs抗原が陽性の場合には、さらに、血清中のHBe抗原（B型肝炎ウイルスが作る別のタンパク質）、HBe抗体、HBV DNA（B型肝炎ウイルス遺伝子）、HBV遺伝子型などを測定します。同時に、腹部超音波検査などの画像診断により、肝病変の進行度を評価することになります。

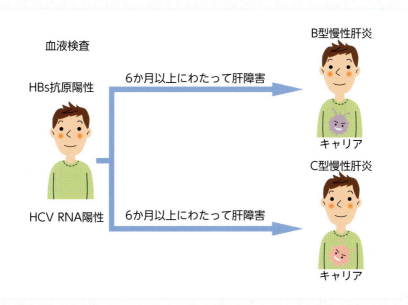

Q14 C型肝炎ウイルスキャリア、C型慢性肝炎はどのようにして診断しますか?

A14 C型肝炎ウイルスに持続感染している人のことをキャリアと呼び、キャリアの中で6か月以上にわたって肝障害（血清中AST、ALTの高値）を呈している場合に、C型慢性肝炎と診断します。キャリアの診断には血液検査が必要で、血清中にHCV抗体（C型肝炎ウイルスに感染した際に、血液中に検出されるタンパク質）が検出されるかどうかを調べます。ただし、HCV抗体価が低値の場合には、以前C型肝炎ウイルスに感染して、その後自然治癒している可能性があります。その鑑別には、血清中のHCV RNA（C型肝炎ウイルス遺伝子）量の測定が有用で、HCV RNAが検出される場合には、「現在、C型肝炎ウイルスに感染しているキャリア」と診断できます。

さらに、HCV遺伝子型なども調べることによって、抗ウイルス療法への反応性をある程度予測することが可能になっています。同時に、腹部超音波検査などの画像診断により、肝病変の進行度を評価することになります。

Q15 肝硬変、肝がんに進行するのはどのような場合でしょうか?

A15 B型肝炎、C型肝炎では肝障害（血清中AST、ALTが高値であること）の程度が強いほど、肝硬変、肝臓がんへ進行するリスクの高まることが知られています。これらの肝炎ウイルスには直接的な肝細胞傷害性はないとされており、肝炎ウイルスに感染した肝細胞を認識する生体側（人）の免疫反応の結果、肝細胞が破壊され、その際、肝細胞の中からAST、ALTなどが血液中へ放出されます。

キャリアの中には、いくら大量に肝炎ウイルスを持っていても全く肝障害のない人も数多く存在します。血液検査でAST、ALTが持続的に高いということは、肝臓の中で肝細胞が壊れ続けている（肝臓の炎症＝肝炎が持続している）ことを意味します。もちろん、肝細胞が壊れると、新しい肝細胞が生まれますが（再生）、その際、肝臓の中にはコラーゲンと呼ばれる線維成分が溜まっていきます。この過程が20～30年と持続することで肝硬変に至り、肝硬変という土壌（畑）に悪性の肝がんが芽吹くと考えられています。

特に、B型肝炎の場合には、血清中のHBV DNA量、HBs抗原量が多いほど、肝硬変、肝がんへ進行するリスクの高まることが報告されています。

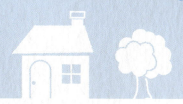

Q16 B型慢性肝炎の治療にはどのようなものがありますか？また、治療によって肝硬変、肝がんへの進行を止めることができますか？

A16

B型慢性肝炎の治療としては、抗ウイルス薬である核酸アナログ製剤と週1回投与のペグインターフェロンの2つが代表的な方法です。

核酸アナログ製剤は内服薬であり、自覚症状のある副作用が軽微な薬剤です。治療開始2〜3週目から半年以内にウイルス量が減少し、肝機能が改善します。問題点として、一度内服治療を始めると簡単には治療を中止することができず、通常は数年から10年以上の長期にわたる投与が必要となります。安易に服用を中止すると肝炎が悪化し、重篤になる場合もあります。また、胎児への安全性が確立していない点も問題となっています。

ペグインターフェロン治療は、副作用はあるものの、48週間の治療で約30％の例で肝炎が安定化します。通常の治療期間は48週間であり、約1年で治療が終了することがこの治療法の長所であり、終了後も肝炎の長期安定化が得られます。また、治療中や治療後にHBs抗原量が減る場合があります。HBs抗原はウイルスの表面にあるタンパク質であり、HBs抗原が減少することは肝炎が安定化するばかりでなく、発症リスクを減らすことにもつながります。HBs抗原が最終的に消失すると肝炎が治癒したと判定されますが、ペグインターフェロンの投与は無治療に比べてHBs抗原の消失を早めることが期待されています。

2つの治療法とも、発がん抑止効果があることが確認されていますが、前者の核酸アナログ製剤のほうが、その効果が確実と考えられています。

Q17 C型慢性肝炎の治療にはどのようなものがありますか？また、治療によって肝硬変、肝がんへの進行を止めることができますか？

A17

C型肝炎の治療は、病気の進行を抑える治療法と、C型肝炎ウイルスを排除する治療法に大きく分けられます。

前者には、内服薬のウルソ®、注射薬の強力ネオミノファーゲンシー®、瀉血療法などがあります。

後者には、週1回投与のペグインターフェロン、ペグインターフェロンと抗ウイルス薬のリバビリンを併用する2剤併用療法、その2剤に新しい抗ウイルス薬であるシメプレビル、バニプレビル、テラプレビルを加えた3剤併用療法があります。初めての治療として3剤併用療法を受けた方の89%でウイルスが排除され、治癒することが確認されています。

後者の方法でウイルスが駆除された場合には、肝硬変、肝がんへの進行が抑制されることが確認され、発がん率が、C型慢性肝炎で10分の1に、肝硬変で2分の1に低下するといわれています。ただし、完全にリスクがゼロになるわけではないことから、その後の経過観察も大切です。

またペグインターフェロンを用いずに、内服薬の抗ウイルス薬を2～4剤、12～24週間、服用する治療法が登場し、治療の主役となりつつあります。内服薬を組み合わせた新しい治療法の場合は、副作用は軽減され、治癒率は85～100%と報告されています。ただし、内服薬が効かない"薬剤耐性ウイルス"が出現するという問題もあります。

第2章

保育の場でウイルス肝炎の感染を防ぐために

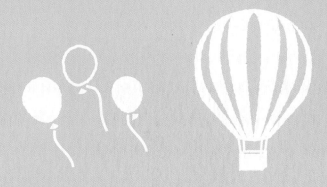

1 保育施設に勤務される方に知っておいていただきたいこと

1. 感染症とはどのような病気か

■「感染」とは何でしょう?

　私たちはさまざまな病気にかかります。病気の中で微生物(細菌、ウイルスなど)により起こるものを「感染症」と呼びます。微生物が私たちの体の中に入り、「感染」[*1]が成立すると病気が起こるわけです。したがって、微生物がどのような経路で私たちの体の中に入るかを知り、それを断つことにより、感染症を予防することができます。

■私たちの体にはたくさんの微生物が常在しています

　私たちの体には前述したように多くの微生物が存在しています[*2]。特に外界と接する消化管(口、食道、胃、小腸、大腸など)や気道(鼻、口、気管、肺など)の表面には細菌が常在しています。これらの細菌は体の奥深くに侵入(感染)することは通常ありません。

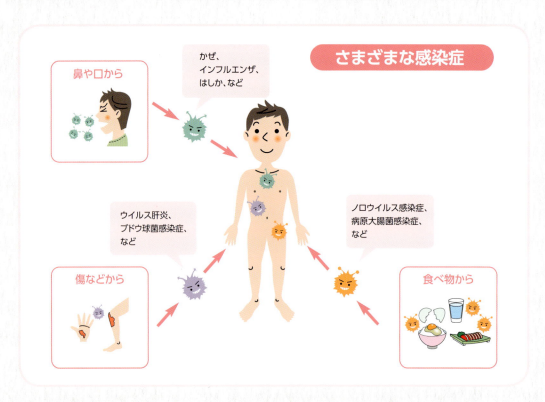

さまざまな感染症

- 鼻や口から：かぜ、インフルエンザ、はしか、など
- 傷などから：ウイルス肝炎、ブドウ球菌感染症、など
- 食べ物から：ノロウイルス感染症、病原大腸菌感染症、など

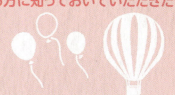

1 保育施設に勤務される方に知っておいていただきたいこと

■「感染」しても必ず症状が出るとは限りません

　インフルエンザウイルスに感染し、発症すると高い熱、咳、関節や筋肉の痛みなどさまざまな症状が出ます。症状を伴う感染を「顕性感染」と呼びます。一方、「感染」しても症状の出ない場合もあり、「不顕性感染」と呼びます。

　感染症の中には「顕性感染」を示す人の割合の高いものと低いものがあります。例えば、麻しん（はしか）は、感染が成立した場合には、ほとんどの人に症状が出ます。これに対し、ウイルス肝炎は感染が成立しても症状が出ないこともしばしばあります。

　保育園児の年齢では感染しても9割には症状が出ないとされています。また、症状が出た場合でも「かぜ」と同じ症状のみのことも多いため、ウイルス肝炎に感染したかどうかは血液検査をしなければわかりません。

*1 「感染」という言葉をもう少し考えてみます。微生物が私たちの体の中に入ると、増殖を始めます。この状態を「感染が起きた」と定義します。例えば、インフルエンザウイルスは気道の粘膜から皆さんの体（粘膜表面の細胞）の中に入り、増殖を始めるわけです。

*2 例えば「大腸菌」という細菌がいます。この細菌は私たちの大腸の中にすみついています（常在しています）が、ふだんは細胞の中に侵入することはありません。こうした状態を「定着」と呼びます。大腸菌は腸の中に豊富にある栄養分を利用して生きているわけです。

■感染症の治療は主として「感染」による症状のある場合に行います

　以上のように、微生物が私たちに症状を起こすのは「感染」が成立した場合、それも「顕性感染」の場合だけです。治療が行われるのは主としてこうした場合です。

　治療にあたって最も重要なのは微生物の増殖を止めて、減らすことです。抗菌薬(抗生物質)はこうした作用のある薬です*3。

　しかしながら、微生物の中には増殖を止める薬がないものも多くあります。特に保育園で流行する病気の多く(かぜ、ウイルス性胃腸炎、手足口病、ヘルパンギーナなど)は原因となる微生物の増殖を止める薬がありません。こうした病気が治癒するには、私たちの免疫(めんえき：疫病を免れるために私たちの体が備えているしくみ)の働きで微生物の増殖を止めることが必要です。

　保育園に通う乳幼児の場合は、免疫が大人に比べて未発達ですので、微生物の増殖を十分に止めることができない場合があります。したがって、保育園児は大人に比べて感染症に弱いと考える必要があります。

---

*3　微生物の増殖を止める薬には次のようなものがあります。
　◎ 抗菌薬(抗生物質)……細菌の増殖を止める薬
　◎ 抗ウイルス薬……ウイルスの増殖を止める薬
　　【例】インフルエンザにかかったときに投与する抗インフルエンザ薬
　◎ 抗真菌薬……真菌(カビ)の増殖を止める薬

1 保育施設に勤務される方に知っておいていただきたいこと

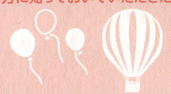

■予防接種

　前述したように、保育園児は免疫が未発達です。一方、保育園では園児と園児、園児と職員とが接触するため、感染の成立する危険性が家庭よりも高いと考えられます。このため、園児を感染から守る予防接種が大きな意味を持ってきます。

　現在、乳幼児期に接種する予防接種には次頁以降で述べるように多くのものがあります。予防の対象となる病気(感染症)には、前述したように治療薬のないものも多く含まれます。こうした治療薬のない病気から園児を守るためには予防接種がどうしても必要です。

　また、園児の中には予防接種を受けたくても、体質的に受けることのできないお子さんも含まれます。こうした園児を感染症から守るためには、周囲の園児が予防接種を受けることが大切です。皆が予防接種を受けることで弱いお子さんを守るという考え方です。

　妊娠初期に妊婦が風しんにかかると、赤ちゃんが先天性風しん症候群になることがあり、近年問題になっています。風しんの予防のためには風しんワクチンが効果的ですが、風しんワクチンを妊婦に接種することはできません。このため、配偶者に風しんワクチンを接種することが推奨されています。これも妊婦という弱い立場の人を守るために周囲の人がワクチンを接種するよい例です。

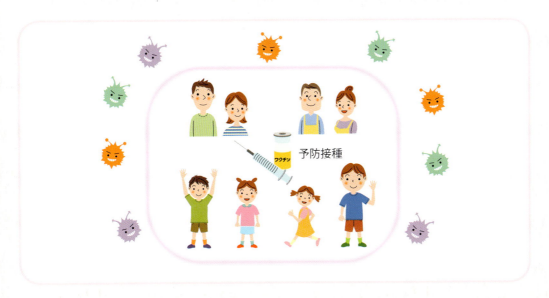

2. 保育施設で問題となる感染症にはどのようなものがあるか

　学校保健法では、学校で問題になる感染症を第1種から第3種までに分類していますが、実際に保育施設で問題となる可能性が高い疾患は、

第2種
- インフルエンザ［鳥インフルエンザH5N1を除く］
- 百日咳
- 麻しん(はしか)
- 流行性耳下腺炎(おたふくかぜ)
- 風しん
- 水痘(みずぼうそう)
- 咽頭結膜熱(プール熱)
- 結核及び髄膜炎菌性髄膜炎

第3種
- 腸管出血性大腸菌感染症、流行性角結膜炎(はやり目)、急性出血性結膜炎、溶連菌感染症、伝染性紅斑(りんご病)、ヘルパンギーナ、マイコプラズマ感染症、感染性胃腸炎(ノロウイルス胃腸炎、ロタウイルス胃腸炎など)、RSウイルス、その他の感染症

と考えられます。

　第2種感染症(結核及び髄膜炎菌性髄膜炎を除く)では、各々の疾患で出席停止期間の基準が明確に定められています。結核、髄膜炎菌性髄膜炎及び第3種の感染症については、病状により学校医その他の医師において感染のおそれがないと認めるまで出席停止となります。

1 保育施設に勤務される方に知っておいていただきたいこと

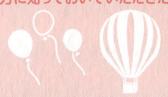

感染様式	接触感染	飛沫感染	空気感染
第2種感染症			
インフルエンザ	●	●	
百日咳		●	
麻しん(はしか)			●
流行性耳下腺炎(おたふくかぜ)	●	●	
風しん	●	●	
水痘(みずぼうそう)			●
咽頭結膜熱(プール熱)	●	●	
結核		●	●
髄膜炎菌性髄膜炎	●	●	
第3種感染症			
腸管出血性大腸菌感染症	●		
流行性角結膜炎(はやり目)	●		
急性出血性結膜炎	●		
溶連菌感染症	●		
ウイルス肝炎	●		
手足口病	●		
伝染性紅斑(りんご病)	●	●	
ヘルパンギーナ	●		
マイコプラズマ感染症		●	
感染性胃腸炎(ノロウイルス胃腸炎、ロタウイルス胃腸炎など)	●		
RSウイルス	●	●	
伝染性軟属腫(みずいぼ)	●		
伝染性膿痂疹(とびひ)	●		
アタマジラミ	●		

3. 感染経路

病原体の感染経路は以下の5種類に分類されます。

■接触感染

接触感染には、微生物（細菌やウイルスなど）に感染している感染者（細菌の場合は保菌者、ウイルスの場合はウイルスキャリア）の体液（唾液など）や皮膚に直接接触する行為（握手やキスなど）により感染する直接接触感染と、体液・痰などによって汚染された物品、衣服、リネン（タオル、シーツ）などに接触することにより感染する間接接触感染があります。しかし、実際には両者を明確に区別できないことが多いと思われます。

【例】伝染性膿痂疹、伝染性軟属腫、感染性胃腸炎、溶連菌感染、手足口病、ヘルパンギーナ、など*

■飛沫感染

咳やくしゃみで口や気道から出る分泌物（飛沫）が飛散し、それを直接吸入したり接触したりすることで感染が起こります。分泌物（飛沫）の大きさは5〜10μm以上で、飛散する距離は約1〜2mです。

【例】細菌性肺炎、百日咳、RSウイルス、などの呼吸器感染

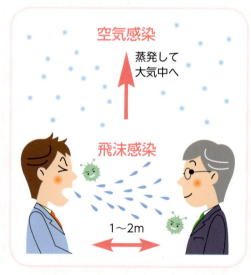

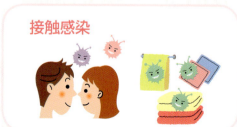

1 保育施設に勤務される方に知っておいていただきたいこと

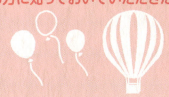

■空気感染

　病原体を含んだ飛沫の水分が蒸発し、さらに細かい粒子（飛沫核；大きさは5μm以下）が空気中に浮遊し、病原体を含む飛沫核を吸入することにより感染が起こります。したがって、近くに感染者・保菌者がいない場合（つまり、顔が見えない距離）でも感染は成立します。

【例】水痘、麻しん、結核、インフルエンザなど

■感染運搬物質による感染

　病原体が混入した食品や血液製剤などにより感染が起こります。

【例】食中毒、ウイルス肝炎など

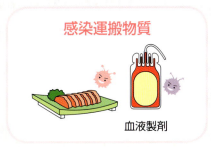

■媒介動物による感染

　昆虫や動物などが病原体を媒介して感染が起こります。

【例】ねこひっかき病（バルトネラ感染症）など

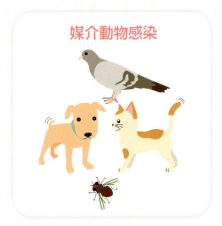

＊ウイルス肝炎（B型・C型）は接触によっても感染することがあります。
【2　ウイルス肝炎について参照】

4. 予防接種

予防接種にはどのようなものがあるか

　日本の予防接種には、①予防接種法及び結核予防法によって努力義務が課されている定期接種(市町村による経済的援助のある場合が多く、副反応に対する法的な救済措置が手厚い)、②努力義務は課されていない任意接種(市町村による経済的援助のない場合が多く、定期接種と比べて副反応の法的な救済措置に差がある)、の2種類があります。

　しかし、両者に医学的な重要性の差はありません。両者ともに有効な治療方法がない疾患が含まれており、自分が感染しない、他人を感染させない、という立場から積極的な予防接種が望まれます。

定期接種

① インフルエンザ菌b型(ヒブ)
② 肺炎球菌感染症(PCV)
③ ジフテリア、百日咳、破傷風及び急性灰白髄炎(ポリオ)
　(4種混合;DPT-IPV*1)
④ 結核(BCG)
⑤ 麻しん(はしか)、風しん(MR*2)
⑥ 日本脳炎
⑦ ヒトパピローマウイルス
⑧ 水痘(みずぼうそう)

*1 Diphtheria Pertussis Tetanus – inactivated polio vaccine(ジフテリア・百日咳・破傷風・不活化ポリオ)の略
*2 Measles Rubella(麻しん・風しん)の略

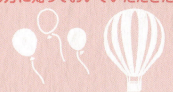

任意接種
① B型肝炎(2016年から定期接種化の予定)
② ロタウイルス
③ 流行性耳下腺炎(おたふくかぜ)
④ インフルエンザ

(2013年11月　国立感染症研究所による)

保育園に入る前に済ませておきたい予防接種

　以下は小児科学会が推奨しているワクチン接種スケジュール(日本小児科学会ホームページ、予防接種関連情報、日本小児科学会が推奨する予防接種スケジュール　http://www.jpeds.or.jp/modules/general/index.php?content_id=9)をもとに作成しました。入園時には母子健康手帳でワクチン接種歴を確認し、接種もれがないかどうかを確認することが重要です[*3]。

*3 母子健康手帳の変更
　母子健康手帳の内容が2013年4月から変更になりました。
　母子健康手帳には定期接種、任意接種の双方が書き込まれています。

1歳前まで

定期接種……………………………………………………………………
① インフルエンザ菌b型（ヒブ） …………………………………… 3回
② 肺炎球菌感染症（PCV） …………………………………………… 3回
③ ジフテリア、百日咳、破傷風及び急性灰白髄炎
　（4種混合；DPT-IPV） ……………………………………………… 3回
④ 結核（BCG） ………………………………………………………… 1回

任意接種……………………………………………………………………
① B型肝炎ウイルス（2016年から定期接種の予定）……………… 3回
② ロタウイルス ………………… 1価ワクチン2回、5価ワクチン3回
③ インフルエンザ ……………………………………………………… 2回

1歳以降

定期接種……………………………………………………………………
① インフルエンザ菌b型（ヒブ） ………………………………… 追加1回
② 肺炎球菌感染症（PCV） ………………………………………… 追加1回
③ ジフテリア、百日咳、破傷風及び急性灰白髄炎
　（4種混合；DPT-IPV） …………………………………………… 追加1回
④ 麻しん、風しん（MR） ……………………………………………… 2回
⑤ 日本脳炎 ……………………………………………………………… 4回
⑥ 水痘（みずぼうそう） ……………………………………………… 2回

任意接種……………………………………………………………………
① 流行性耳下腺炎（おたふくかぜ） ………………………………… 2回
② インフルエンザ ………………………………………………（毎年）2回

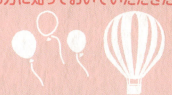

ウイルス肝炎に対する予防接種について

　ウイルス肝炎に対するワクチンは、A型肝炎とB型肝炎に対するワクチンが使用可能です。日本はA型肝炎の流行地域ではないため、外国の流行地域へ旅行する場合以外はA型肝炎ワクチンを接種する必要はありません。一方、B型肝炎ワクチンはB型肝炎に感染したお母さんから生まれた赤ちゃんに対して接種が行われ、健康保険が適用されます。

　また、体液や血液に曝露する可能性がある職業に従事している人に対してもB型肝炎ワクチンの接種が推奨されます。B型肝炎ウイルスワクチンは世界の90％以上の国で定期接種が実施されており、安全性の高いワクチンです。

　また、B型肝炎は肝硬変、肝がんといった生命にかかわる状態に進展する可能性がある病気です。血液や体液に触れる機会のある保育園に入園するお子さんはもとより、それ以外の方でも年齢を問わず可能な限りワクチン接種が望まれます。

　C型肝炎、E型肝炎には現在までのところ有効なワクチンはありません。

2 ウイルス肝炎について

1. ウイルス肝炎とはどのような病気か

　肝炎とは、さまざまな原因で肝臓の細胞が壊れたり、その働きが損なわれたりする病気です。肝炎の原因にはアルコールや薬剤もありますが、最も頻度が高いのはウイルスです。

　主にヒトの肝細胞に感染するウイルスを"肝炎ウイルス"と呼びます。

　ヒトの肝細胞に感染した肝炎ウイルスは、増殖した後に、血液や胆汁の中に排出されます。血液中に排出されたウイルスは、さらに唾液、尿などに出されることがあり、こうした"体液"を介して肝炎ウイルスは他人に伝播する(感染が広がる)可能性があります。

　一方、アルコールや薬剤による肝炎は、他人に伝播することはありません。

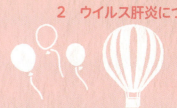

2. ウイルス肝炎とその伝播経路

　ウイルス肝炎の原因である肝炎ウイルスは主にA型、B型、C型、D型、E型の5種類があります。

　A型肝炎は主に、貝類などの海産物(加熱していないもの)や患者さんの便に含まれているウイルスが口から体内に入った場合に伝播・感染します。E型肝炎は主に、イノシシやブタなどのレバー、肉を十分に加熱せず口にした場合に伝播・感染します。A型肝炎、E型肝炎のウイルスは熱に弱いため、食品を十分に加熱すれば感染は起こりません。

　一方、B型肝炎とC型肝炎は、血液や体液を介して伝播・感染が起こります。伝播の経路としては、

(1) 傷のない皮膚に生じた穴や傷からB型・C型肝炎ウイルスを含む血液や体液が入っていく経路

(2) 性交渉の際に、体液や微量の血液が粘膜から体内に入る経路(主にB型肝炎)

(3) ウイルス肝炎にかかった妊婦から赤ちゃんの体内にウイルスが入る経路(主にB型肝炎)

が一般的です。

　「傷のない皮膚に生じた穴や傷」は、①手術など医療現場で受けた処置、②入れ墨(ファッションタトゥーなど)、③ピアス用の穴開け、脱毛などの美容行為、④鍼治療、などで生じます。また、⑤アトピー性皮膚炎、湿疹などの皮膚病、⑥やけど、けが、洗剤などの手荒れ、などでも生じる可能性があります。これらの穴や傷から肝炎ウイルスに感染することがあり得ますので十分な注意が必要だと思われます。

　こうした穴や傷はできるだけ絆創膏やガーゼなどで覆い、接触による感染の可能性を低くすることが望まれます。

ウイルスの伝播は、少量の血液や体液からでも起こります。例えば、肝炎の患者さんの手術、ひげそりや脱毛、ピアスの穴開け、入れ墨に使用した器具に微量のウイルスが付着していたとします。この器具を十分に洗浄・消毒せずに別の人に使うと、ウイルスが伝播する可能性があります。したがって、医療器具だけではなく、かみそり、歯ブラシ、ピアッサーなども他人と共用すべきではありません。

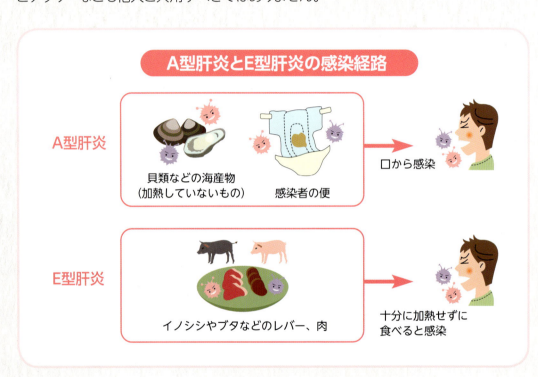

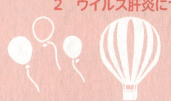

2　ウイルス肝炎について

3. B型肝炎とC型肝炎

　B型肝炎ウイルスとC型肝炎ウイルスは、感染から1～6か月後に肝炎を起こします。肝炎の発症の際には食欲低下、全身のだるさ、黄疸（皮膚や結膜に黄色い色素が沈着すること）などの症状を伴いますが、必ずしも症状が出るわけではありません。B型肝炎ウイルスに感染して急性肝炎を発症する際に症状が出るのは、成人で約3割、小児では約1割です。C型急性肝炎の際にはB型肝炎に比べて症状が出る割合はさらに低くなります。つまり感染して肝炎を発症しても症状のないことのほうが多いわけです。

　B型肝炎、C型肝炎の発症後にウイルスが排除されれば肝炎は治る（治癒する）わけですが、治らずに慢性肝炎となる場合があります。急性肝炎から慢性肝炎へ移行する割合は、成人の場合には、B型肝炎で数％、C型肝炎では約70％です。乳幼児の場合は年齢によっても異なりますが、高率に慢性化します。慢性肝炎の初期には症状はありませんが、肝炎が持続すると肝硬変、肝細胞がん（肝がんの9割以上を占めます）など生命を脅かす病気へ進行する可能性があります。慢性肝炎になっても多くの場合はウイルスを排除することが可能ですが、通常は半年以上の治療が必要ですし、治療に伴う副作用も高率に発生します。また、B型肝炎の場合には、治療によって患者さんからウイルスを排除することは困難です。

　B型肝炎ウイルスとC型肝炎ウイルスはともに血液、体液を介して伝播するウイルスですが、その感染力は異なります。医療現場で、ウイルス肝炎の患者さんの血液がついた針を医療従事者が自分の手や指に刺してしまった場合に、その医療従事者が肝炎にかかる確率は、B型の場合30％に達するとされていますが、C型であれば2～3％です。この違いは、ウイルスの感染力の差によると考えられています。しかし、どちらのウイルスも感染を起こすことに変わりはありません。

　B型肝炎とC型肝炎のもう一つの大きな違いは、B型肝炎にはワクチンが存在し、感染予防が可能である点です。半年間に3回の接種が必要ですが、安全で効果の高いワクチンです。これに対して、C型肝炎の予防に有効なワクチンは現在開発されておらず、ワクチンによる感染の予防は現時点では不可能です。

第2章　保育の場でウイルス肝炎の感染を防ぐために

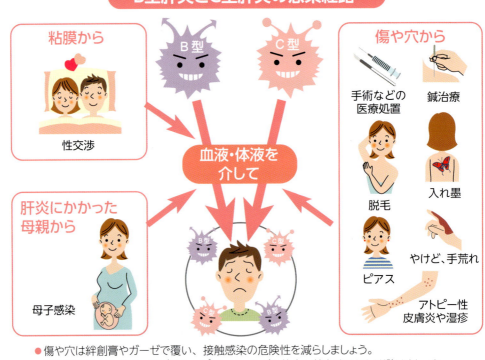

● 傷や穴は絆創膏やガーゼで覆い、接触感染の危険性を減らしましょう。
● 医療器具やかみそり、歯ブラシ、ピアッサーなどを他人と共有することは避けましょう。

2 ウイルス肝炎について

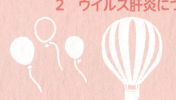

4. 保育園での生活と感染症

　保育園では多くの乳児、幼児が生活をともにしています。同じ部屋で長時間一緒に遊んだり、昼寝をしたりしていますので、咳やくしゃみ、鼻水などを介してうつる(飛沫感染する)病気や、その飛沫が乾燥したものからでもうつる(空気感染する)病気は容易に広がってしまいます。

　また、乳児は床を這ったりいろいろなものを舐めたりしますし、幼児になってからもいろいろな場所に触れます。自分から手を洗うということも少ないので、病原菌が口や皮膚、粘膜を通じて直接感染したり、汚染されたドアノブやおもちゃに触れたりして感染する(接触感染)ことを防ぐのはとても難しいことです。

　ウイルス肝炎は、先に述べたように血液を介して感染します。成人では輸血や性交渉、針の使い回しといった特殊な状況で感染することが多いのですが、子供たちは日常的によくけがをして出血しますし、傷口から滲出液が出ていることも珍しくありません。鼻血を出すことも頻繁にあります。

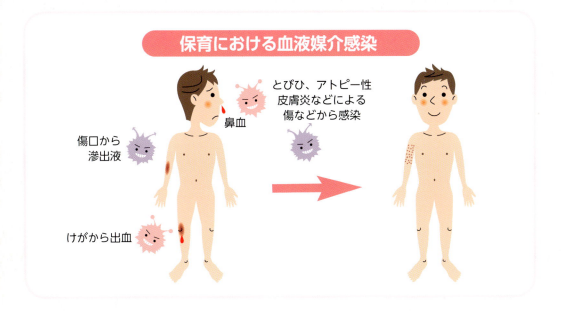

保育における血液媒介感染

また、とびひ、アトピー性皮膚炎などのために皮膚に傷がたくさんできてしまっている児もいます。このような傷のある皮膚に血液や滲出液、唾液などの体液が付着すると、病気がうつることがあります（血液媒介感染）。

できるだけこまめに園児に手洗いをさせる、衣類や日用品の共有は避ける、掃除や洗浄・消毒を適切に行うことが重要です。アルコールで消毒できる場合が多いのですが、ノロウイルス、ロタウイルス、肝炎ウイルスに対してアルコールは無効なので、これらに汚染されたことが疑われるものの洗浄・消毒を行う場合には薄めた塩素系漂白剤を使います。

以下に具体的な衛生管理法を説明します。

予防のために

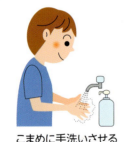
こまめに手洗いさせる

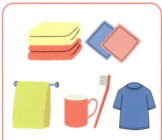
衣類・日用品の共有は避ける

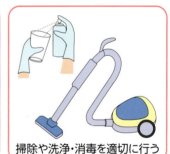
掃除や洗浄・消毒を適切に行う

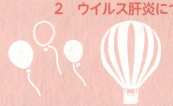

保育園における衛生管理

■衣類、リネン(寝具、タオル)

　これらのものにも唾液、汗、血液などの体液が付着する可能性があるため、共用はせず、一度使用したものは洗濯してから他の園児に用いるようにしてください。血液や滲出液、体液が付着した場合は、50〜60倍に希釈した塩素系漂白剤(ピューラックス®、ハイター®、ブリーチ®など)に10分程度浸けてから洗濯してください。

■コップ、ほ乳瓶、乳首

　いずれも個人専用とすることが望まれます。園で貸し出し用に保管する場合は、コップはよく洗って乾かし、ほ乳瓶や乳首は熱湯消毒あるいはミルトン®による消毒を行ってください。

■歯ブラシ

　個人専用として各自で用意してもらいます。他児のものと接触したり、誤って使ったりしないように、個別に保管するようにします。

■玩具

　乳児が舐めたり、よだれがつく可能性がある玩具については、その都度洗浄して乾燥させます。B型肝炎ウイルスキャリアの乳児の唾液のついた玩具は、50〜60倍に希釈した塩素系漂白剤に10分程度つけてから洗浄して乾燥させます。

　洗浄できないものの場合は、水拭きしたあと上記の塩素系漂白剤をしみこませた布で拭き、さらに水拭きを数回して乾燥させておきます。

■消毒薬、軟膏、ヘラ

　消毒薬や軟膏などの外用薬を直接複数の児に塗ることは避けてください。園で用意している外用薬を塗る場合には、薬の容器が直接皮膚に触れないように気をつけてください。職員が塗るときは使い捨て手袋を装着するか、使い捨てのヘラを使うことが望ましいです。

　また、年長児にはできるだけ自分で塗るように指導することが望まれます。

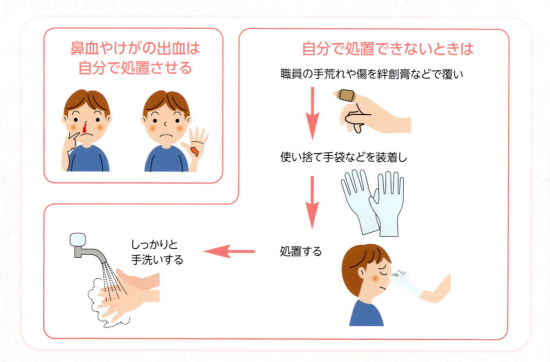

■鼻血やけがの処置

　鼻血やけがで出血した場合には、できれば園児自身に処置をさせるとよいのですが、それが難しいときは職員が使い捨て手袋をつけて処置をします。そのような余裕がない場合は、できるだけ血液が手に付着しないように気をつけて、処置が終わったらしっかりと手洗いをしてください。また、職員の手に手荒れなどで細かな傷がある場合は、絆創膏などで傷を覆うように心がけてください。

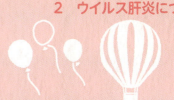

2 ウイルス肝炎について

5. 職員の衛生管理

感染症から自らを守るために何が必要か

　以上で述べたように、保育園では多くの感染症が発生し、広がる可能性があります。保育園は、園児と園児、園児と職員が接触する時間が長く、その機会が多いことから職員が感染する機会も多くなります。職員から園児への感染を防ぐためにも、職員は自らを感染症から守る必要があります。

■園児の状態を保護者によく尋ねましょう

　園児を預かる際に園児の状態を尋ねることはどの園でもされていることと思いますが、以下のような点を尋ねたうえで預かるかどうかを判断することが大切です。
- 園児の体温は何度か、平常時は何度か
- 園児の眼がうるむ、鼻水を出しているなどの症状、所見はないか
- 下痢、おう吐などをしていないか、食欲はあるか
- (体調を崩している場合)医療機関にかかったか、何と診断されたか
- 家族の中に同じ症状の人はいないか

　「かぜをひいています」と保護者に言われた言葉を鵜呑みにしないことが大切です。

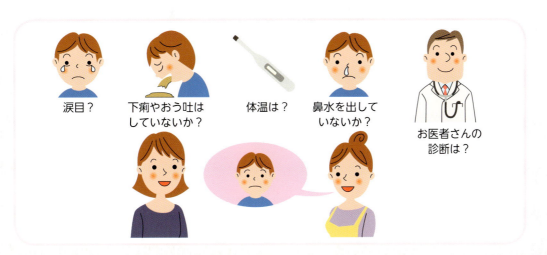

■園児の排泄物、分泌物、血液を素手で扱わないようにしましょう

　園児の便の処理、吐いたものの処理、鼻水や痰の処理などさまざまな排泄物、分泌物の処理が保育の場では頻回に行われます。また、鼻血や傷の手当ても日常的に行われます。

　これらの排泄物、分泌物、血液には感染性のある微生物が含まれている可能性があります。したがって、使い捨て手袋を使って処理し、処理後は使い捨て手袋ごと密閉して捨てる必要があります。

　やむを得ず素手で扱った場合には、すぐに流水と石けんで十分に手を洗う必要があります。その後、他の園児への感染を防ぐためにもアルコールの入った擦式消毒薬を手に擦り込んでおくことが強く勧められます。

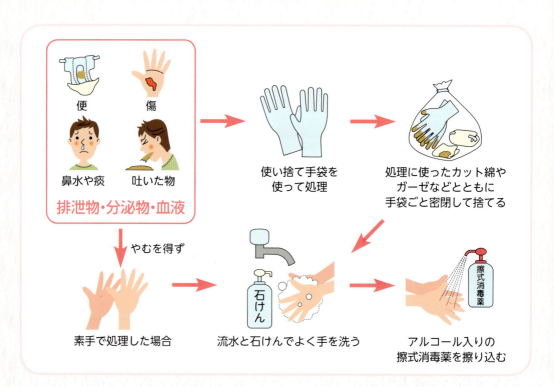

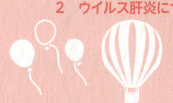

2 ウイルス肝炎について

■予防接種を受けるように心がけましょう

　インフルエンザ、麻しん(はしか)、風しん、水痘(みずぼうそう)、流行性耳下腺炎(おたふくかぜ)、B型肝炎などは子供だけではなく大人もかかる感染症ですが、予防接種で防ぐことが可能です。予防接種を受けておけば、感染した場合でも軽い症状だけで済みます。

　インフルエンザのワクチンは毎年受ける必要がありますが、他のワクチンはその必要はありません。自分が何の予防接種を受けたかを母子健康手帳などを参考に確認し、受けていないワクチンがある場合は接種するように心がけましょう(麻しん、風しん、水痘、流行性耳下腺炎、B型肝炎にかかったことのある場合はワクチンの接種は不要です)。

　ワクチンを接種したかどうか、かかったかどうかが不確実な場合は、血液検査をすることで知ることができます。

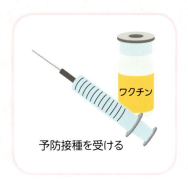

予防接種を受ける

■自分の体調を整えておくようにしましょう

　インフルエンザの患者さんに接触しても、必ずしもインフルエンザにかかるとは限りません。私たちの体には感染や発病を防ぐためのしくみがあるからです。

　しかし、過労、睡眠不足、多量の飲酒などは感染、発病が起こりやすくします。できるだけ規則正しい生活を送り、体調を整えておくことを心がけてください。

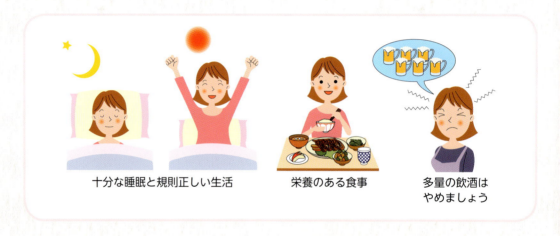

十分な睡眠と規則正しい生活　　栄養のある食事　　多量の飲酒はやめましょう

■皮膚や粘膜に傷がある場合、傷口を完全に覆うようにしましょう

　けが、手荒れ、皮膚病など多くの原因で皮膚や粘膜に小さな傷が生じます。傷からは血液やその成分が出ます。血液の中にはさまざまな微生物が含まれていることがあり、他人へ微生物を伝播する可能性があります。傷がある場合は、傷口を絆創膏などで完全に覆うようにしましょう。

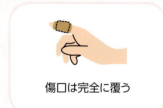

傷口は完全に覆う

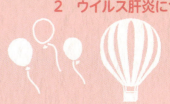

2 ウイルス肝炎について

自分が肝炎ウイルスキャリアの場合は、何に注意すべきか

　ウイルス肝炎は飲食、プールなどで感染するものではありません。しかし、「ウイルスキャリアの人から出た血液や分泌物」が「他人の皮膚や粘膜にある傷」についた場合には感染が起きる可能性があります。このため、職員が肝炎ウイルスに感染している場合は、以下の注意を守ることが望まれます。

■医療機関にかかって自分の状態を把握するようにしましょう

　ウイルス肝炎の経過は一人ひとり異なります。感染力の強さ、治療の必要性、治療法も一人ひとり異なります。自分自身の状態を十分に把握することが、自分を守るためにも職場で適切に行動するためにも重要です。そのために肝臓専門医（日本肝臓学会のホームページに掲載されています　http://www.jsh.or.jp/medical/specialists/specialists_list）を受診することが望まれます。

■皮膚や粘膜に傷がある場合、傷口を完全に覆うようにしましょう

　けが、手荒れ、皮膚病など多くの原因で皮膚や粘膜に小さな傷が生じます。傷からは血液やその成分が出され、感染の原因になり得ます。傷がある場合には、傷口を絆創膏などで完全に覆うようにしましょう。

第2章　保育の場でウイルス肝炎の感染を防ぐために

■**園児の傷に触れる際には必ず手袋を使いましょう**

　B型肝炎ウイルスキャリアでは汗にもウイルスが含まれる可能性があることが報告されています。したがって、園児の傷に触れる場合には手袋を使う必要があります。

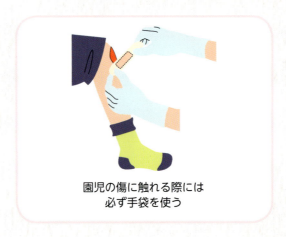

園児の傷に触れる際には
必ず手袋を使う

　これらはウイルスキャリアであるかどうかにかかわらず、すべての人が心がけるべきことです。また、核酸アナログ製剤の投与などにより、ウイルス量が非常に少なくなっている場合は、園児にウイルスを伝播する可能性は低くなります。

3. 園児や保護者への指導のポイント

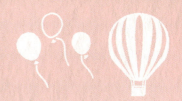

1. 保育園に入る前に済ませておきたい予防接種

入園時には母子健康手帳で以下のワクチン接種歴を確認し、接種すべきワクチンの接種もれがないかどうか確認することが重要です。

1歳前まで

定期接種
① インフルエンザ菌b型(ヒブ) ………………………………… 3回
② 肺炎球菌感染症(PCV) …………………………………… 3回
③ ジフテリア、百日咳、破傷風及び急性灰白髄炎(4種混合；DPT-IPV) 3回
④ 結核(BCG) ………………………………………………… 1回

任意接種
① B型肝炎ウイルス(2016年から定期接種の予定) ………… 3回
② ロタウイルス ………………… 1価ワクチン2回、5価ワクチン3回
③ インフルエンザ ……………………………………………… 2回

1歳以降

定期接種
① インフルエンザ菌b型(ヒブ) ……………………………… 追加1回
② 肺炎球菌感染症(PCV) …………………………………… 追加1回
③ ジフテリア、百日咳、破傷風及び急性灰白髄炎(4種混合；DPT-IPV) 追加1回
④ 麻しん、風しん(MR) ……………………………………… 2回
⑤ 日本脳炎 …………………………………………………… 4回
⑥ 水痘(みずぼうそう) ……………………………………… 2回

任意接種
① 流行性耳下腺炎(おたふくかぜ) ………………………… 2回
② インフルエンザ …………………………………… (毎年)2回

2. 家庭における衛生管理

■手洗い
　手洗いは感染症予防の基本です。帰宅時はもちろんですが、トイレの後、おむつ交換の後、あるいは自分や家族の体液の処置（鼻水をかむ、絆創膏を貼り替えるなど）の後には手洗いをしてください。

■食事・入浴の際の注意
　大人が噛んだものを乳幼児に与えることは避けましょう。虫歯菌（*Streptococcus mutans*）やピロリ菌、肝炎ウイルスが感染することがあります。
　月経中で出血が多いときは、浴槽に入ることを避けるか、一番最後に入浴する、あるいはタンポンを使用することが望ましいです。浴室が血液で汚れた場合は、水をよく流しておきます。B型肝炎ウイルスのキャリアの方の血液である場合は、念のため50〜60倍に希釈した塩素系漂白剤を使って消毒してもよいですが、浴室に塩素がこもると危険なので、十分に換気しながら行ってください。

■カミソリ、歯ブラシ、耳かきなどは共用しない
　家族であっても、血液や体液が付着する可能性があるものは共用しないようにしましょう。

■血液、吐物、排泄物の処理
　鼻血や月経血、吐物や体液が付着したものはビニール袋などに包んで捨てるようにしましょう。肝炎ウイルスキャリアの血液や体液、あるいはノロウイルスやロタウイルスによる胃腸炎のときの吐物や下痢便で汚れた衣類や家具、床は50〜60倍に希釈した塩素系漂白剤を使って消毒してください。

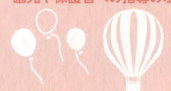

■鼻血やけがの処置

　鼻血やけがで出血した場合は、できれば自分で処置をするとよいのですが、それが難しいときは他の家族がビニール手袋をつけて処置をすることが望ましいです。

　手袋がつけられない場合は、できるだけ血液が手に付着しないように気をつけて、処置が終わったらしっかりと手洗いをしてください。

■家族にB型肝炎ウイルスキャリアがいる場合

　前述のように、キャリアの方の血液や滲出液、体液が感染源となり得るので、不用意に触れないように注意して、適切に処理するようにしましょう。特にキャリアの方のウイルス量が多い場合は感染力が強くなります。

　ウイルス量についてはキャリアの方の主治医に確認してください。B型肝炎の場合は、体液にも多量のウイルスが含まれる場合がありますので、B型肝炎キャリアとの接触の機会が多い家族の方は、B型肝炎ワクチンを接種してB型肝炎ウイルスに対する免疫力を獲得しておくことが強く望まれます。詳しくは予防接種の項をご参照ください。

第2章　保育の場でウイルス肝炎の感染を防ぐために

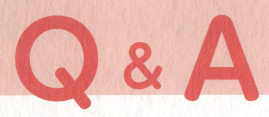

疫学に関して

Q1 保育園に入園してくる園児の中でB型肝炎ウイルス、C型肝炎ウイルスに持続感染している児（キャリア）は何％くらいでしょうか？

A1 母子感染対策事業が開始された1986年以降に生まれたお子さんの小学校在学時のHBs抗原陽性率は0.01％から0.06％の間と岩手県や静岡県からは報告されています（Koyama T, et al. Hepatol Res. 2003；26：287-92, Noto H, et al. J Gastroenterol Hepatol. 2003；18：943-9）。
したがって、保育園に入園してくる園児の中でHBs抗原陽性の割合は0.03％程度と推定されます。一方、出生時にC型肝炎ウイルスに感染しているお子さんは0.02％から0.04％程度と考えられます（小松陽樹ら. 小児科. 2007；48：1427-34）。

Q2 過去に保育園でウイルス肝炎に罹患した事例はありますか？

A2 佐賀県でかつて10人以上の保育園児がB型肝炎に感染した事例が報告されています。アトピー性皮膚炎を合併したB型肝炎ウイルスキャリアの職員から園児への感染が起きたとされています。感染した園児にもアトピー性皮膚炎、とびひ、やけど、ひっかき傷など皮膚に傷があったことがわかっています。
C型肝炎に関しては保育園での集団発生の報告はありませんが、家族内での感染の可能性は指摘されています（Kiyosawa K, et al. J Med Virol. 1991；33：114-6）。

Q & A

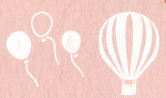

臨床に関して

Q3 園児がウイルス肝炎に罹患した場合はどのような症状が出るのでしょうか？

A3 ウイルス肝炎は感染が成立しても症状が出ないことがしばしばあります。保育園児の年齢では感染しても9割には症状が出ないとされています。また、症状が出た場合でも「かぜ」と同じ程度のみのことも多いため、ウイルス肝炎に感染したかどうかは血液検査をしなければわかりません。

Q4 職員がウイルス肝炎に罹患した場合はどのような症状が出るのでしょうか？罹患した場合には仕事を休むべきでしょうか？

A4 成人がウイルス肝炎に感染した場合は、急性肝炎を発症します。急性肝炎の症状としては全身のだるさ、食欲の低下、黄疸(白目が黄色く色づいたり、尿の色がウーロン茶のような茶褐色になったりすること)などがあります。しかし、症状が軽いと急性肝炎を起こしていることに気づかないこともあります。

以上のような明らかな症状のある場合には、入院して治療が行われることが一般的です。仕事は休むことになります。症状の軽い場合には、仕事をすることは可能ですが、血液や体液にはウイルスが存在する可能性があるため、注意が必要です。

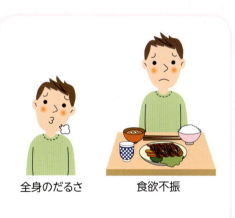

全身のだるさ　　食欲不振

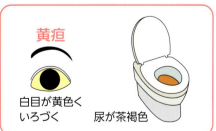

黄疸

白目が黄色くいろづく　　尿が茶褐色

感染経路や感染の可能性に関して

Q5 洋式トイレでB型肝炎やC型肝炎ウイルスに感染することはありますか？

A5 洋式トイレで尿や便に皮膚が触れても、理論的には皮膚に傷がなければ感染することはあり得ません。しかし、尿や便にはウイルスが含まれており、特にB型肝炎ウイルスの患者さんでウイルス量が多い場合（4ログコピー/mL＝10,000コピー/mLが目安とされています）は尿や便にもウイルスが含まれており、ウイルスの感染力が強いため、実際には絶対に感染しないと言い切れません。

Q6 園児のおむつについた尿や便からB型肝炎やC型肝炎ウイルスに感染することはありますか？

A6 B型肝炎キャリアの園児のおむつについた尿や便にはウイルスが含まれており、素手で触れた場合には、手に傷があれば感染する可能性があります。素手で触れなければ感染することはありません。

Q7 お風呂やプールを媒介として、ウイルス肝炎に感染した園児や職員からの感染が広がることはありますか？

A7 お風呂やプールで感染が広がった報告はありません。ウイルスを含んだ血液や体液がお風呂やプールの中に入っても水で薄められますので、感染は起こらないと考えられます。
ただし、肌に傷がある場合はその傷口を絆創膏などで覆ってから水に入る必要があります。また、生理中の女性はタンポンを使用するか、出血量の多い場合は入浴を控えることが望まれます。

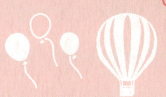

Q8 ウイルス肝炎に感染した園児や職員と
手をつなぐことで感染することはありますか？

A8 ウイルスが直接体内に入る可能性のない行為であり、一般的には感染する可能性はかなり低いと考えられます。

Q9 保育園にある玩具や学習用品を介して
感染が起こることはありますか？

A9 子供が舐める玩具には、玩具が接触する環境や唾液中に存在する細菌・微生物、手に付着していた感染性微生物が付着しています。ノロウイルス、インフルエンザウイルスと同様に、B型肝炎ウイルスの感染が玩具を介して起きる可能性があります。このことからも、ワクチンで予防できる病気（インフルエンザ、B型肝炎）はそれぞれのワクチンを早めにお子さんに接種しておくべきでしょう。

Q10 ウイルス肝炎に感染した園児や職員と同じコップで
回し飲みをしました。感染する可能性はありますか？

A10 コップについた唾液中にB型肝炎ウイルスが混入していても、飲み物で薄められるため、一般的には感染する可能性は極めて低いと考えられます。しかし、回し飲みは極力回避すべき行為と考えられます。

Q11 ウイルス肝炎に感染した園児の使った歯ブラシを
誤って使ってしまいました。感染する可能性はありますか？

A11 C型肝炎ウイルスが唾液に出される可能性は低いため、感染することはまずありません。
B型肝炎ウイルスは唾棄液中に含まれる可能性があります。したがって、唾液のついた歯ブラシで歯を磨き、歯肉（歯ぐき）に傷をつけた場合は、感染する可能性があります。他人の使った歯ブラシを使うことのないように園でも日常生活でも気をつける必要があります。

Q12 蚊に刺されることでウイルス肝炎に感染することはありますか？

A12
蚊は人間を刺して吸血します。この血液にウイルスが含まれている場合には、ウイルスは蚊の体内に入りますが、蚊の体内でウイルスが増殖することはありません。蚊に刺されたときには皮膚に少量の唾液（蚊の唾液）が入りますが、この唾液の中にはウイルスは存在しないと考えられます。
したがって、蚊に刺されることでウイルス肝炎に感染することはありません。

現場での対応に関して

Q13 ウイルス肝炎の園児が他の園児に噛みついたら事後どうすればよいですか？

A13
噛みついた園児の唾液には口腔内に常在している微生物が含まれます。また、噛みついた園児がB型肝炎ウイルスキャリアの場合は、唾液にはウイルスが含まれている可能性があります。したがって、噛みつかれた傷口を流水でよく洗い流すことが重要です。その後、傷口を消毒し、絆創膏などで覆っておく必要があります。
噛みついた園児がB型およびC型肝炎ウイルスキャリアの場合には、感染予防の処置が必要になる場合があります。医療機関に速やかに相談することが望まれます。

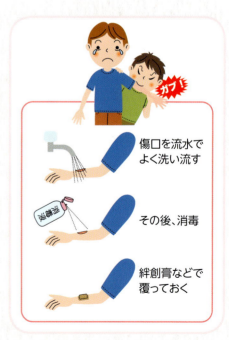

傷口を流水でよく洗い流す

その後、消毒

絆創膏などで覆っておく

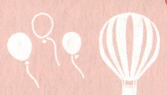

Q&A

Q14 肝炎ウイルスキャリアの園児がけがをした場合には、どのような注意が必要ですか?

A14 園児が肝炎ウイルスキャリアの場合は、血液中にウイルスが含まれています。園児が自分で傷の処置をすることが望ましいのですが、実際には職員がけがの処置をすることが多いと思われます。

けがの処置にあたっては、職員への感染を防ぐために手袋を着用することが強く望まれます。やむを得ず素手で処置をする際には、手に傷がないことを確認して、処置後は十分に手洗いをする必要があります。

Q15 私(職員)はウイルス肝炎に感染しています。園児に接する場合にどのような注意が必要ですか?

A15 肝炎ウイルスキャリアの血液にはウイルスが含まれています。特に、B型肝炎でウイルス量の多い場合(4ログコピー/mL=10,000コピー/mLが目安とされています)は、唾液などの体液中にもウイルスが含まれていることがあります。したがって、ご自分のウイルス量を医師に確認する必要があります。

園児に接する際にはご自身の皮膚に傷がないかどうかを確認し、傷がある場合は傷口を覆っておくようにしてください。また、乳児に口移しで食べ物を与えないように気をつけてください(Q10とは違い、口移しは唾液が直接口の中に入ることになるため、感染の可能性が高くなります)。

第2章　保育の場でウイルス肝炎の感染を防ぐために

Q16 ウイルス肝炎の子供の傷の手当ての際に
手袋をするように言われました。
子供に手袋をして接することには心理的な
抵抗があるのですが手袋はする必要がありますか？

A16 ウイルス肝炎の子供の傷口にはウイルスが付着していますから、手当てをする人の手、皮膚に傷があった場合には、肝炎ウイルスへ感染することがあります。また、指先や掌は手荒れなどにより細かな傷がつきやすいものです。したがって、傷の手当ての際にはできるだけ手袋を使う必要があります。

Q17 使い捨て手袋はコストがかかるので困ります。
本当にそこまでする必要があるのでしょうか？

A17 Q16の回答で説明した通り、手袋をつけないで傷の処置をした場合は、肝炎ウイルスの感染が起きる可能性があります。この場合には、急性肝炎を発症します。発症後にウイルスが排除されずにキャリアになってしまう場合もあります。
さらに、感染した職員を介して他の園児が感染する可能性もあります。したがって、傷の手当ての際にはできるだけ手袋を使う必要があります。

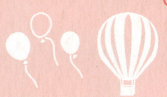

実地での指導に関して

Q18 他国の保育園での感染予防状況を教えてください。

A18 C型肝炎ウイルスが保育園で感染したという報告はありません。B型肝炎に関してですが、世界の9割以上の国では乳児期に予防接種(B型肝炎ワクチン)が行われており、ほとんどの入園児はB型肝炎に対する免疫を持っています。
したがって、B型肝炎に保育園で感染することはまれだと考えられます。

Q19 肝炎罹患児の親権者から入園の相談があった場合には、どうすればよいでしょうか?

A19 肝炎罹患児の状態(罹患している肝炎の種類、ウイルス量、医師からの注意事項など)を親権者に確認することが強く望まれます。罹患児以外の園児や職員を肝炎から守るために必要なことですので、少なくとも施設の責任者は肝炎罹患児の状態を把握しておくことが重要です。
肝炎ウイルスへの感染は、皮膚についた傷を覆っておくことでかなり防ぐことができます。したがって、親権者には登園前に傷の手当てをきちんとしてきてもらうことを徹底することが望まれます。傷の手当てをきちんとしておくことは、肝炎に感染していない園児に対しても望まれます。

第2章　保育の場でウイルス肝炎の感染を防ぐために

Q20 園児がウイルス肝炎に罹患していることを知った場合は、どのような対応をすればよいでしょうか？

A20 基本的にはQ19と同様の対応が必要です。すなわち、
- 肝炎罹患児の状態（罹患している肝炎の種類、ウイルス量、医師からの注意など）を親権者に確認すること
- 親権者には登園前に傷の手当てをきちんとしてきてもらうことを徹底することが望まれます。

Q21 職員は全員ウイルス肝炎検査を受けたほうがよいですか？

A21 職員に限らず、すべての人はウイルス肝炎に感染しているかどうか確認することが望まれます。ウイルス肝炎は肝硬変、肝細胞がんに進行する可能性のある病気だからです。多くの自治体で無料（あるいは低額）検査が行われています。
保育園の職員は免疫が未熟である乳幼児に接します。このため、施設長は検査の結果を把握し、Q19の回答で述べた指導を行うことが望まれます。

Q22 職員に対してB型肝炎ワクチン接種を強く勧めるべきですか？

A22 保育園の職員はB型肝炎ウイルスキャリアの園児に接する可能性があり、感染の危険（噛みつかれるなど）も医療従事者と同様に高いと考えられます。また、職員がウイルス肝炎に罹患した場合は、他の乳幼児を感染させる危険性もあります。同居家族内にB型肝炎キャリアがいる場合には、家族内感染が高い頻度で発生しますが、その感染経路は不明であり、あらゆる日常の行為が感染リスクに関与します。したがって、B型肝炎ウイルスに対する免疫がある（HBs抗体陽性）職員以外はB型肝炎ワクチンを接種することが望まれます。

Q&A

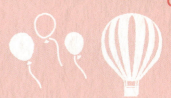

Q23 園児がB型肝炎ワクチン未接種の場合は接種を勧めるべきですか?

A23 B型肝炎は症状のない病気であり、周囲にB型肝炎ウイルスキャリアがいるかどうかはわかりません。このため、園児、特に乳児がB型肝炎ウイルス未接種の場合は、接種を受けることが勧められます。
詳しいことは予防接種を行っている医療機関でご確認ください。

Q24 B型肝炎キャリアの頻度が高い国で出生した園児は検査を勧めるべきですか?

A24 保育園児の多くはB型肝炎に対する免疫を持っていません。したがって、B型肝炎キャリアの割合が2%を超える国(下図で■または■で塗られた国)で出生した園児には検査を勧めることが望まれます。

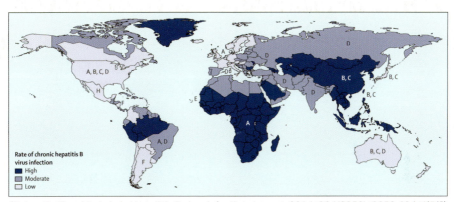

(Trépo C, Chan HL, Lok A. Hepatitis B virus infection. Lancet. 2014;384(9959):2053-63より転載)

Q25 ウイルス肝炎に感染している園児の保護者（親権者）に肝炎のことを尋ねる場合はどのようなことに注意すればよいですか？

A25 園児がウイルス肝炎に感染している場合は、入園を断られたり、退園させられたりすることを保護者は心配しています。また、子供が肝炎ウイルスキャリアであることが他の人に知られることも心配しています。このため、肝炎のことを尋ねる目的が入園拒否や退園勧告、他の人に情報を伝えるためではないことを保護者に理解してもらう必要があります。

また、ウイルス肝炎に感染しているかどうかにかかわらず、皮膚についた傷を手当てし、表面を覆うことが重要であることを説明して、保護者に協力をお願いする必要があります。

Q26 B型肝炎キャリアやC型肝炎キャリアの子供は運動や食事について何か配慮が必要でしょうか？

A26 園児や乳幼児のウイルス肝炎患者のほとんどは症状のないウイルスキャリア（無症候性持続感染者）であり、肝炎の治療は不要な状態です。したがって、医師の判断などで特別な場合を除き、食事上の配慮、運動制限などは不要です。

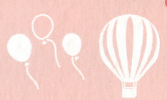

Q27 私はB型肝炎ウイルスキャリアです。
保育園に勤務する際にどのようなことを
心がければよいでしょうか?

A27 大切なことはあなた自身の健康、保育園児の健康、あなたの周囲の人の健康を守るように心がけることです。
あなた自身の健康を守るためには定期的に医師にかかることです。B型肝炎は症状の出にくい病気です。したがって、血液検査などを行うことで初めて適切な治療を受けることが可能だからです。
保育園児への感染を防ぐためには、あなた自身の血液や体液が園児に触れないように注意を払う必要があります。指先などの皮膚に傷がある場合は、絆創膏などできちんと傷口を覆っておく必要があります。また、あなたの唾液や汗が園児に直接触れないように注意をしてください。
あなたの周囲の人に対しても園児に対するのと同じ注意をすることが大切です。また、あなたの家族やパートナーにはHBワクチンを打ってもらうことが重要です。ワクチンを打ってもらうことで、家族やパートナーへの感染を防ぐことができます。ワクチンは4~5か月の間に3回接種することになります。詳しくは医療機関でご相談ください。

ワクチンに関して

Q28 B型肝炎ワクチンを打つ前に、血液検査を受ける必要がありますか？
また、接種後に血液検査を受ける必要はありますか？

A28 保育園児がワクチンを接種する前に血液検査は不要です。しかし、家族内（同居者）に感染者がいる場合は、接種前に血液検査が必要となります。母親がB型肝炎に感染しているかどうかは産婦人科で検査されており、母親が感染している場合には医療機関で児にワクチンが接種されているからです。
　また、接種後の血液検査も不要です。乳児はワクチンの効果が高く、ほとんどの児がB型肝炎ウイルスに対する免疫を獲得できるからです。
　ただし、家族内（同居者）にB型肝炎の感染者がいる場合は、B型肝炎にすでにかかっていないかどうかを確認するために接種前の血液検査が必要です。
　これに対して、職員がワクチンを接種する際にはB型肝炎にすでにかかっていないか、そしてワクチンによって十分な免疫を獲得できているかを確認するために接種前、接種後に血液検査を受けることが望まれます。

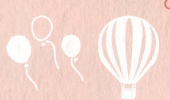

Q29 B型肝炎ワクチンを打つ際の費用はいくらくらいですか？何回接種すればよいのでしょうか？

A29 B型肝炎ワクチンの接種は、ウイルスキャリアの母親から産まれた児への接種のみに健康保険が適応されます。接種は初回、1か月後、さらにその3〜4か月後の3回にわたって行われます。
費用は3回の接種で15,000円程度です。自治体の中にはワクチン接種費用の一部を補助するところもあります。

Q30 B型肝炎ワクチンを打つとどのようなメリットがあるのでしょうか？

A30 B型肝炎ワクチンを3回接種すると、乳幼児ではそのほとんどがB型肝炎に対する免疫を獲得できます。成人では80〜90％が免疫を獲得できます。
免疫を獲得できた場合は、ごくまれな一過性感染を除いて肝炎にかかることは少なくとも20〜30年間ありません。したがって、B型肝炎ウイルスによる肝硬変、肝細胞がんを予防できます。

Q31 B型肝炎ワクチンの副作用はどのようなものがあるのでしょうか？

A31 B型肝炎ワクチンは世界180か国以上で定期接種に組み入れられているワクチンです。このことはこのワクチンが安全であることを示しています。
副作用としては、接種した部位が腫れる、接種後に発熱があるなど他のワクチンと同じようなものがありますが、重い副作用はありません。

第3章

高齢者施設でウイルス肝炎の感染を防ぐために

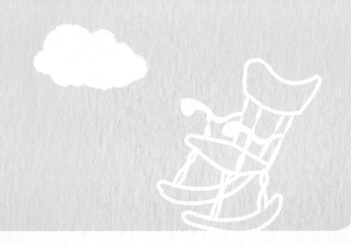

1 高齢者施設に勤務される方に知っておいていただきたいこと

1. 感染症とはどのような病気か

■「感染」とは何でしょう？

　私たちはさまざまな病気にかかります。病気の中で微生物（細菌、ウイルスなど）により起こるものを「感染症」と呼びます。微生物が私たちの体の中に入り、「感染」[*1]が成立すると病気が起こるわけです。したがって、微生物がどのような経路で私たちの体の中に入るかを知り、それを断つことにより、感染症を予防することができます。

■私たちの体にはたくさんの微生物が常在しています

　私たちの体には前述したように多くの微生物が存在しています[*2]。特に外界と接する消化管（口、食道、胃、小腸、大腸など）や気道（鼻、口、気管、肺など）の表面には細菌が常在しています。これらの細菌は体の奥深くに侵入（感染）することは通常ありません。

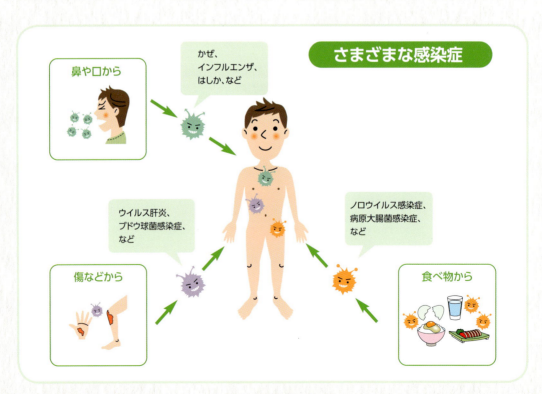

さまざまな感染症

1　高齢者施設に勤務される方に知っておいていただきたいこと

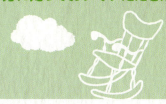

■「感染」しても必ず症状が出るとは限りません

　インフルエンザウイルスに感染し、発症すると高い熱、咳、関節や筋肉の痛みなどさまざまな症状が出ます。症状を伴う感染を「顕性感染」と呼びます。一方、「感染」しても症状の出ない場合もあり、「不顕性感染」と呼びます。

　感染症の中には「顕性感染」を示す人の割合の高いものと低いものがあります。例えば、麻しん（はしか）は、感染が成立した場合には、ほとんどの人に症状が出ます。これに対し、ウイルス肝炎は感染が成立しても症状が出ないこともしばしばあります。ウイルス肝炎に感染したかどうかは血液検査をしなければわかりません。

　また、高齢であるがために「感染」した際に症状の出ないことがしばしばあります。インフルエンザや肺炎であっても高い熱が出ず、活気がない・食欲がないといった症状だけの場合もあります。

＊1　「感染」という言葉をもう少し考えてみます。微生物が私たちの体の中に入ると、増殖を始めます。この状態を「感染が起きた」と定義します。例えば、インフルエンザウイルスは気道の粘膜から皆さんの体（粘膜表面の細胞）の中に入り、増殖を始めるわけです。

＊2　例えば「大腸菌」という細菌がいます。この細菌は私たちの大腸の中にすみついています（常在しているます）が、ふだんは細胞の中に侵入することはありません。こうした状態を「定着」と呼びます。大腸菌は腸の中に豊富にある栄養分を利用して生きているわけです。

2. 高齢者施設で問題となる感染症にはどのようなものがあるか

　高齢者施設において問題となり、あらかじめ対応策を検討しておくべき主な感染症として「高齢者介護施設における感染対策マニュアル」では以下のものをあげています。

① 入所者及び職員にも感染が起こり、媒介者となり得る感染症
　【例】インフルエンザ、感染性胃腸炎、腸管出血性大腸菌感染症、痂皮型疥癬、結核など
② 健康な人に感染を起こすことは少ないが、感染抵抗性の低下した人に発生する感染症
　【例】メチシリン耐性黄色ブドウ球菌(MRSA)感染症、緑膿菌感染症など
③ 血液、体液を介して感染する感染症
　【例】ウイルス肝炎(B型、C型)、HIV感染症など

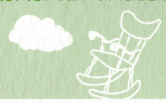

3. 病原体の感染経路にはどのようなものがあるか

病原体の感染経路は以下の5種類に分類されます。

■接触感染

接触感染には、微生物（細菌やウイルスなど）に感染している感染者の体液（唾液など）や皮膚に直接接触する行為により感染する直接接触感染と、体液・痰などによって汚染された物品、衣服、リネン（タオル、シーツ）などに接触することにより感染する間接接触感染があります。しかし、実際には両者を明確に区別できないことが多いと思われます。

【例】メチシリン耐性黄色ブドウ球菌（MRSA）感染症、緑膿菌感染症など
　　　ウイルス肝炎やHIV感染症もこの経路で感染が起こり得ます

■飛沫感染

咳やくしゃみで口や気道から出る分泌物（飛沫）が飛散し、それを直接吸入したり接触したりすることで感染が起こります。分泌物（飛沫）の大きさは5～10μm以上で、飛散する距離は約1～2mです。

【例】インフルエンザ、細菌性肺炎、百日咳など（主に呼吸器感染症）

第3章　高齢者施設でウイルス肝炎の感染を防ぐために

■空気感染

　病原体を含んだ飛沫の水分が蒸発し、さらに細かい粒子（飛沫核；大きさは5μm以下）が空気中に浮遊し、病原体を含む飛沫核を吸入することにより感染が起こります。したがって、近くに感染者・保菌者がいない場合（つまり顔が見えない距離）でも感染は成立します。

【例】水痘、麻しん、結核など

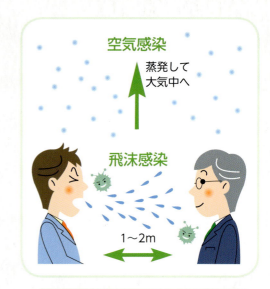

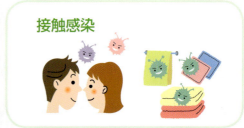

■経口感染

　病原体が混入した食品を直接口にしたり、病原体が付着した器具や手指を舐めることなどにより感染が起こります。

【例】ノロウイルス感染症、病原大腸菌（腸管出血性大腸菌など）感染症など

■血液媒介感染

　病原体に汚染された血液、体液が病原体を媒介して感染症が起こります。

【例】ウイルス肝炎（B型、C型）、HIV感染症など

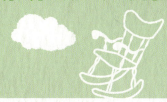

4. ウイルス肝炎とはどのような病気か

　肝炎とは、さまざまな原因で肝臓の細胞が壊れたり、その働きが損なわれたりする病気です。肝炎の原因にはアルコールや薬剤もありますが、最も頻度が高いのはウイルスです。主にヒトの肝細胞に感染するウイルスを"肝炎ウイルス"と呼びます。

　ヒトの肝細胞に感染した肝炎ウイルスは、増殖した後に、血液や胆汁の中に排出されます。血液中に排出されたウイルスは、さらに唾液、尿などに出されることがあり、こうした"体液"を介して肝炎ウイルスは他人に伝播する(感染が広がる)可能性があります。一方、アルコールや薬剤による肝炎は、他人に伝播することはありません。

5. ウイルス肝炎とその伝播経路にはどのようなものがあるか

　ウイルス肝炎の原因である肝炎ウイルスは主にA型、B型、C型、D型、E型の5種類があります。

　A型肝炎は主に、貝類などの海産物（加熱していないもの）や患者さんの便に含まれているウイルスが口から体内に入った場合に伝播・感染します。E型肝炎は主に、イノシシやブタなどのレバー、肉を十分に加熱せず口にした場合に伝播・感染します。A型肝炎、E型肝炎のウイルスは熱に弱いため、食品を十分に加熱すれば感染は起こりません。

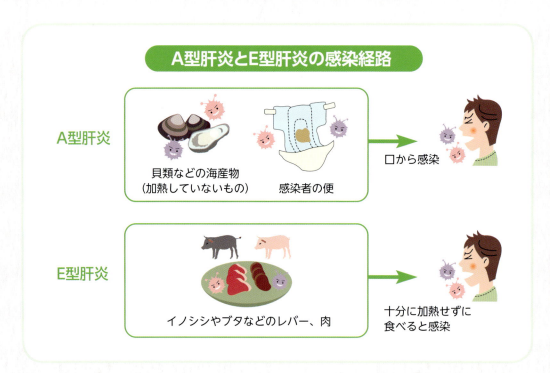

1 高齢者施設に勤務される方に知っておいていただきたいこと

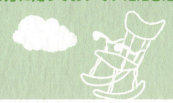

　一方、B型肝炎とC型肝炎は、血液や体液を介して伝播・感染が起こります。伝播の経路としては、①正常な皮膚に生じた傷からB型・C型肝炎ウイルスを含む血液や体液が入っていく経路、②性交渉の際に、体液や微量の血液が粘膜から体内に入る経路（主にB型肝炎）、③ウイルス肝炎にかかった妊婦から赤ちゃんの体内にウイルスが入る経路（主にB型肝炎）が一般的です。

　高齢者施設でウイルス肝炎の伝播が起きることは、まれと考えられますが、皮膚に生じた傷はできるだけ絆創膏やガーゼなどで覆い、接触による感染の可能性をできるだけ低くすることが望まれます。また、かみそり、歯ブラシなど血液や体液の付着する可能性のあるものは他人と共用すべきではありません。

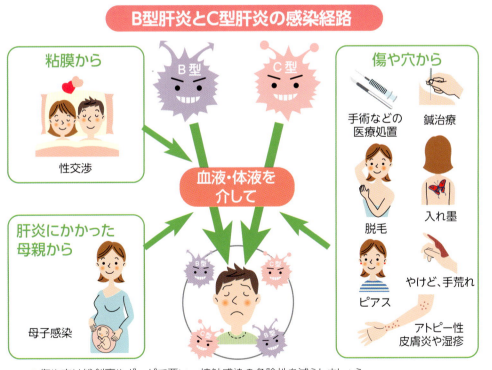

- 傷や穴は絆創膏やガーゼで覆い、接触感染の危険性を減らしましょう。
- 医療器具やかみそり、歯ブラシ、ピアッサーなどを他人と共有することは避けましょう。

2 職員の衛生管理

「高齢者介護施設における感染対策マニュアル」の
「職員の健康管理」の項目も参考にしてください

1. 感染症から自らを守るために何が必要か

　高齢者施設では入所者と職員が接触する時間が長く、その機会が多いことから職員が感染する機会が多くなります。職員はさまざまな感染症から自分と入所者を守らなければなりません。そのためには、以下のようなことに注意することが望まれます。

■入所者の排泄物、分泌物、血液を素手で扱わないようにしましょう

　入所者の便の処理をはじめとして、吐いたものの処理、痰の処理などさまざまな排泄物、分泌物の処理が介護の場では頻回に行われます。傷の手当ても日常的に行われま

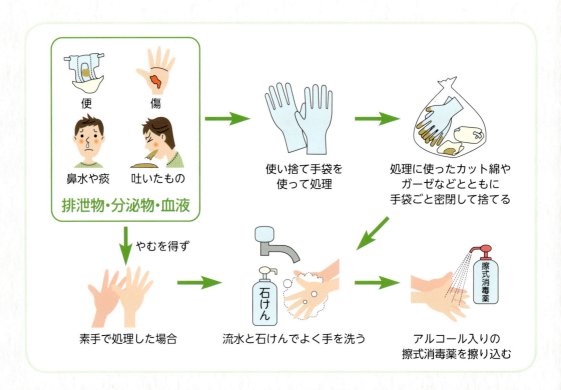

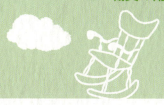

2　職員の衛生管理

す。これら排泄物、分泌物、血液には感染性のある微生物が含まれている可能性があります。したがって、使い捨て手袋を使って処理し、処理後は使い捨て手袋ごと密閉して捨てる必要があります。やむを得ず素手で扱った場合は、すぐに流水と石けんで十分に手を洗う必要があります。その後、他の入所者への感染を防ぐためにも、アルコールの入った擦式消毒薬を手に擦り込んでおくことが強く勧められます。

■予防接種を受けるように心がけましょう

インフルエンザ、麻しん(はしか)、風しん、水痘(みずぼうそう)、流行性耳下腺炎(おたふくかぜ)、B型肝炎などは予防接種で防ぐことが可能です。予防接種を受けておけば、感染した場合でも軽い症状だけで済みます。インフルエンザのワクチンは毎年受ける必要がありますが、他のワクチンはその必要はありません。自分がこれら6種類のうちどの予防接種を受けたかを確認し、接種を受けていないものについては積極的に予防接種を受けることが望まれます。予防接種を受けることは病気から皆さんを守るだけではなく、入所者を守ることにもつながります。

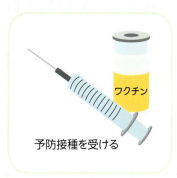

予防接種を受ける

■自分の体調を整えておくようにしましょう

　インフルエンザの患者さんに接触しても、必ずしもインフルエンザにかかるとは限りません。私たちの体には感染や発病を防ぐためのしくみがあるからです。しかし、過労、睡眠不足、多量の飲酒などは感染、発病を起こりやすくします。できるだけ規則正しい生活を送り、体調を整えておくことを心がけてください。

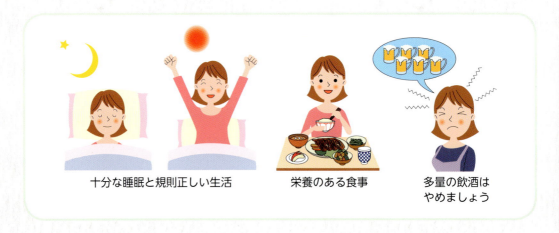

十分な睡眠と規則正しい生活　　栄養のある食事　　多量の飲酒はやめましょう

■皮膚や粘膜に傷がある場合は、傷口を完全に覆うようにしましょう

　けが、手荒れ、皮膚病など多くの原因で皮膚や粘膜に小さな傷が生じます。傷からは血液やその成分が出ます。血液の中にはさまざまな微生物が含まれていることがあり、感染の原因になり得ます。傷がある場合は、傷口を絆創膏などで完全に覆うようにしましょう。

　なお、「高齢者介護施設における感染対策マニュアル」の中に「職業感染対策」として書かれていることも参考にしてください。

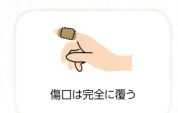

傷口は完全に覆う

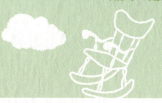

2. 自分が肝炎ウイルスキャリアの場合は、何に注意すべきか

　ウイルス肝炎は飲食、入浴などで感染するものではありません。しかし、「ウイルスキャリアの人から出た血液や分泌物」が「他人の皮膚や粘膜にある傷」に付着した場合には感染が起きる可能性があります。このため、職員が肝炎ウイルスに感染している場合は、以下の注意を守ることが望まれます。

■医療機関にかかって自分の状態を把握するようにしましょう

　ウイルス肝炎の経過は一人ひとり異なります。感染力の強さ、治療の必要性、治療法も一人ひとり異なります。自分自身の状態を十分に把握することが、自分を守るためにも職場で適切に行動するためにも重要です。そのために肝臓専門医（日本肝臓学会のホームページに掲載されています　http://www.jsh.or.jp/medical/specialists/specialists_list）を受診することが望まれます。

■皮膚や粘膜に傷がある場合、傷口を完全に覆うようにしましょう

　けが、手荒れ、皮膚病など多くの原因で皮膚や粘膜に小さな傷が生じます。傷からは血液やその成分が出て、感染の原因になり得ます。傷がある場合には、傷口を絆創膏などで完全に覆うようにしましょう。

■入所者の傷に触れる際には必ず手袋を使いましょう

　B型肝炎ウイルスキャリアでは、汗にもウイルスが含まれる可能性のあることが報告されています。したがって、入所者の傷に触れる場合には手袋を使う必要があります。

　皮膚や粘膜に傷がある場合や入所者の傷に触れる際は上に述べた通り、ウイルスキャリアであるかどうかにかかわらず、すべての人が心がけるべきことです。また、核酸アナログ製剤の投与などにより、ウイルス量が非常に少なくなっている場合は、入所者にウイルスを伝播する可能性は低くなります。

Q & A

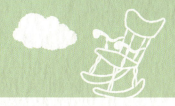

疫学に関して

Q1 高齢者施設に入所される方の中でB型肝炎ウイルス、C型肝炎ウイルスに持続感染している人（キャリア）は何％くらいでしょうか？

A1 日本人の約1％がB型肝炎ウイルス、C型肝炎ウイルスに感染しているとされています。高齢者ほどその割合は高いとされています（Tanaka J, et al. Sex- and age-specific carriers of hepatitis B and C viruses in Japan estimated by the prevalence in the 3,485,648 first-time blood donors during 1995–2000. Intervirology. 2004; 47: 32–40.）。
アンケート調査の結果（巻末の資料）からは、高齢者施設入所者でB型肝炎ウイルス、C型肝炎ウイルスに持続感染している人は少数であることが窺えます。

感染経路や感染の可能性に関して

Q2 入所者から他の入所者へB型肝炎ウイルス、C型肝炎ウイルスの感染は起こりますか？

A2 ウイルス肝炎の伝播は血液、体液が皮膚や粘膜にできた傷から他の人の体内に入ることにより初めて成立します。入所者と別の入所者がこのような濃密な接触をすることはほとんどないと考えられます。したがって、入所者間での肝炎ウイルスの伝播は極めて起こりにくいと考えられます。

Q3 入所者から職員、職員から入所者へのB型肝炎ウイルス、C型肝炎ウイルスの感染は起こりますか？

A3
ウイルスに感染した入所者から職員への感染は、入所者の血液、体液が職員の皮膚や粘膜の傷から侵入した場合には起こり得ますが、そのような報告はこれまでありません。ただし、入所者も職員も皮膚、粘膜に生じた傷は覆っておくべきだと考えられます。ウイルスに感染した職員から入所者への感染も同じであり、職員と入所者が皮膚、粘膜に生じた傷を覆っておくことで防ぐことができると考えられます。

Q4 お風呂を媒介として、ウイルス肝炎に感染した入所者や職員から感染が広がることはありますか？

A4
お風呂でウイルス肝炎に感染したという報告はこれまでのところありません。ウイルスを含んだ血液や体液が浴槽の中に入っても水で薄められますので、感染は起こらないと考えられます。ただし、肌に傷がある場合はその傷口を絆創膏などで覆ってから浴槽に入る必要があります。

Q5 ウイルス肝炎に感染した入所者や職員が手をつなぐことで感染することはありますか？

A5
手をつなぐことは、ウイルスが直接体内に入る可能性のない行為であり、一般的には感染する可能性はかなり低いと考えられます。

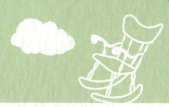

Q6 ウイルス肝炎に感染した入所者と職員とが同じコップで回し飲みをしました。感染する可能性はありますか?

A6 コップについた唾液中にB型肝炎ウイルスが混入していても、飲み物で薄められるため、一般的には感染する可能性は極めて低いと考えられます。C型肝炎の感染する可能性はさらに低いと考えられます。しかし、回し飲みは極力回避すべき行為と考えられます。

現場での対応に関して

Q7 肝炎ウイルスキャリアの入所者がけがをした場合は、どのような注意が必要ですか?

A7 入所者が肝炎ウイルスキャリアの場合は、血液中にウイルスが含まれています。入所者がけがをした場合には自分で傷の処置をすることが望ましいのですが、実際には職員が傷の処置をすることが多いと思われます。傷の処置にあたっては、職員への感染を防ぐために手袋を着用することが強く望まれます。やむを得ず素手で処置をする際には、手に傷がないことを確認し、処置後は十分に手洗いをする必要があります。
肝炎ウイルスが含まれた血液や体液で汚染された場所の処置法に関してはQ8を読んでください。

Q8 肝炎ウイルスキャリアの人の血液で床が汚れました。どのように処置をすればよいですか?

A8
器具・機材などは速やかに流水で洗浄することが基本ですが、床の場合にはかえって汚染域を拡大させる可能性があります。まずは、処置する人がウイルスに感染しないようにすることが重要です。使い捨て手袋などを装着の上、布・ティッシュなどで拭き取り、以下に述べる薬物消毒を行ってください。薬物消毒の消毒剤には2種類があります。

1) 塩素系消毒剤：原液の次亜塩素剤(クロロックス®、ピューラックス®、ピューラックス®10、ハイター®、ミルトン®)を有効塩素濃度1,000ppm(0.1%)になるよう水で希釈し(6%クロロックス、ピューラックスの場合には、50～60倍に水で希釈)、1時間以上浸漬してください。
2) 非塩素系消毒剤：2%グルタール・アルデヒド液(ステリハイド®)に30分～1時間浸漬してください。

これらの実施にあたっては、目・呼吸器粘膜への刺激性、皮膚腐食などに十分に留意してください。処置行為により生じた汚染物はビニール袋などに入れて、一般ゴミとは区別して廃棄することが必要です。なお、消毒用エタノール(酒精綿)による拭き取りだけでは感染を防止できない可能性がありますので注意してください。

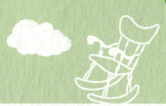

現場での指導に関して

Q9 職員は全員ウイルス肝炎検査を受けたほうがよいですか?

A9 高齢者施設の職員に限らず、すべての人はウイルス肝炎に感染しているかどうかを確認することが望まれます。ウイルス肝炎は肝硬変、肝細胞がんなどに進行する可能性のある病気だからです。多くの自治体で無料(あるいは低額)検査が行われています。

Q10 職員に対してB型肝炎ワクチン接種を強く勧めるべきですか?

A10 高齢者施設の職員は、B型肝炎ウイルスキャリアの入所者に接する可能性があり、感染する可能性もあります。
同居家族内にB型肝炎キャリアがいる場合は、家族内感染が発生することがありますが、その感染経路は不明であり、日常のさまざまな行為が感染リスクとなります。したがって、B型肝炎ウイルスに対する免疫がある(HBs抗体陽性)職員以外はB型肝炎ワクチンを接種することが望まれます。

Q11 私はB型肝炎ウイルスキャリアです。高齢者施設に勤務する際にどのようなことを心がければよいでしょうか？

A11
大切なことはあなた自身の健康、施設入所者の健康、あなたの周囲の人の健康を守るように心がけることです。あなた自身の健康を守るためには定期的に医師にかかることです。B型肝炎は症状の出にくい病気ですので、血液検査などを行うことで初めて適切な治療を受けることが可能だからです。

施設入所者への感染を防ぐためにはあなた自身の血液、体液が入所者に触れないように注意を払う必要があります。指先などの皮膚に傷がある場合は、絆創膏などできちんと傷口を覆っておく必要があります。また、あなたの唾液や汗が入所者に直接触れないように注意をしてください。

あなたの周囲の人に対しても、入所者に対するのと同じ注意をすることが大切です。また、あなたの家族やパートナーにはHBワクチンを打ってもらうことが重要です。ワクチンを打ってもらうことで、家族やパートナーへの感染を防ぐことができます。ワクチンは半年以内の間に3回接種することになります。詳しくは医療機関でご相談ください。

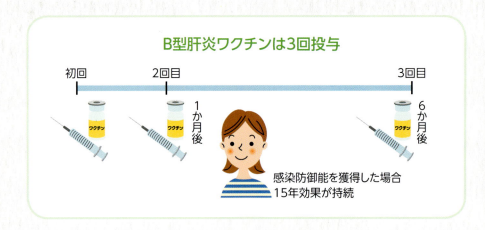

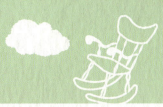

ワクチンに関して

Q12 職員がB型肝炎ワクチンを接種する前に血液検査を受ける必要はありますか?
また、接種後に血液検査を受ける必要はありますか?

A12 職員がワクチンを接種する際にはB型肝炎にすでにかかっていないか、そしてワクチンによって必要な免疫を獲得できているかどうかを確認するために接種前、接種後に血液検査を受けることが望まれます。

Q13 B型肝炎ワクチンの副作用にはどのようなものがありますか?

A13 B型肝炎ワクチンは世界180か国以上で定期接種に組み入れられているワクチンです。このことはこのワクチンが安全であることを示しています。
副作用としては接種した部位が腫れる、接種後に発熱があるなど他のワクチンと同じようなものがありますが、重い副作用はありません。

資料 高齢者施設における感染症に関する実態ならびに職員の意識調査

【目的と方法】
- 高齢者施設における各種感染症の現状、感染リスク、介護者の利用者の疾患に対する意識、標準的予防策の実施状況などに知ることがこの調査の目的である。
- 高齢者施設の各施設長、施設従業員にアンケート調査し、従業員教育上必要な情報を整理することとした。
- 全国の老人保健施設50か所、特別養護老人施設50か所の施設長に、各施設における、HBV感染を含む多様な感染症の現状と、対応に関する事項について調査を依頼した。

【結果】
- 100施設中46施設から回答を得た。
- これらの施設におけるいろいろな職種の従業員に対して、各種感染症に対する理解、従業員の感染リスク要因、対応上の拒否的な感覚の有無について、アンケート調査を行い、473名(78.8%)の回答を得た。
- 特別養護老人施設は介護を要する人の生活の場、老人保健施設は自宅生活を目標とするリハビリテーションの場である。設置基準に従って、医師、看護師、リハビリテーション専門職などの医療職の割合が後者では多かった。
- 各施設長に対するアンケートにより、高齢者施設で経験する感染症の種類を見た。
  - インフルエンザでは、従事者に感染のなかった施設は12.2%のみであるが、利用者に感染のない施設は55.0%であった。
  - ウイルス性胃腸炎では、従事者に感染のない施設は53.7%、利用者の感染のない施設は70.0%であった。
  - 疥癬患者は15.4%の施設で見られ、1施設では介護従事者への感染が報告されている。
  - 結核感染例は、利用者、従事者のいずれにもなかった。
  - B型肝炎、C型肝炎、HIVなど血液媒介型のウイルス感染症では、利用者、従事者の感染例はC型肝炎の利用者1人のみであった。
  - MRSA感染症7例(17.9%)、多剤耐性グラム陰性桿菌感染症3例(7.7%)が認めら

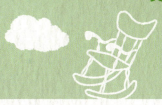

れたが、介護従事者への感染はなく、水平感染の報告もなかった。
- 医療行為の実施状況は年間20件程度であり、針刺し事故などへのリスクとなる注射行為の回数は病院に比して圧倒的に少なかった。
- 抗菌薬投与患者は急性期病院に比べて少なかった。
- 疾患に対する理解度は、日常接触する程度に比例し、介護時の抵抗感については、従事者自身の感染を恐れる程度に関係していた。
- 血液媒介感染の職員に対するリスクに遭遇する程度を、そのときの手袋着用の有無で比較した。急性期の医療機関の医療従事者に比べて、はるかに低頻度ではあるが、リスクは存在した。

【考察】
- 本調査ではウイルス肝炎を含めた施設内感染に関する調査を行った。
- インフルエンザ、ウイルス性胃腸炎はいずれも、施設で高頻度に対応が迫られる流行性の疾病であり、社会生活の中で罹患した従事者が、病原体を施設内に持ち込まないよう努力している様子が窺える。
- 疥癬の数は少ないが、注意を求められる疾患である。
- 結核感染例は、利用者、従事者のいずれにもなかったが、現在の高齢者がまだ若い1950年代までは日本社会に広く侵淫していた疾患であり、引き続き注意が必要であろう。
- B型肝炎、C型肝炎、HIVなど血液媒介型のウイルス感染症は非常に少なくなっている。B型肝炎ウイルスは体液中に検出されるが、高齢者の大部分はウイルス量が少なくなっており、感染の危険性は低いと思われる。
- 利用者にMRSA感染症7例(17.9%)、多剤耐性グラム陰性桿菌感染症3例(7.7%)が経験されているが、介護従事者での感染例はない。
- 高齢者施設で行われる医療行為の頻度は低く、針刺し事故などへのリスクとなる注射行為の回数は病院に比して圧倒的に少ないが、ないわけではないので注意は必要である。

- 抗菌薬投与患者は急性期病院に比べて少なく、抗菌薬淘汰圧は低い。耐性菌の新たな出現は、保菌者からの伝播以外には極めて少ないと思われる。
- 介護施設従事者の疾患に対する理解度は、日常接触する程度に比例し、介護時の抵抗感については、従事者自身の感染を恐れる程度に関係する。「慣れれば」よいわけであるが、慣れるほどの経験がない職員が大部分である中ではマニュアルを有効に活用する、研修を行うなどの対応が必要であろう。
- 血液媒介感染のリスクに遭遇する頻度は、急性期の医療機関の医療従事者に比べて、はるかに低頻度ではある。しかしながら、手袋なく接触する行為は存在しており、標準的予防策の一環として、今後も指導が必要である。
- 飛沫感染に対する、咳エチケットなどの従事者の標準的予防策の順守率もまだ不十分であり、今後も教育、啓発が必要であろう。

【まとめ】
- 以上の成績と、従来からの検討から、高齢者施設における肝炎対策上注意すべきは以下の点である。
- 今回の調査で、肝炎などの血液媒介感染例の事例が報告されていないが、少数例ながら、対応を迫られる事例があるはずである。
- 針事故、血液との接触事例は、急性期病院に比べて圧倒的に少ないが、わずかながら確実に存在する。その際も急性期医療機関で高頻度に見られるようなリスクは、介護施設ではほとんどなく、他人の血液との接触が予測されるときの手袋着用、接触してしまったときの手洗い励行の指導で対応できる。
- また、手袋装着などの感染予防処置の取られていない事例もある。引き続き、標準的予防策の教育を徹底させる必要がある。
- 介護従事者のB型肝炎ワクチンの必要性については、介護者の感染することへの不安、利用者への差別的な対応を避けるためにも必要であろう。
- 以上のことが行われれば、全例検査による抗原、抗体陽性者の把握は必ずしも要さない。むしろ、すべての感染性疾患に対するバランスのとれた対応を行ううえで、B

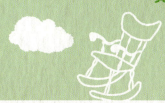

型肝炎を特別扱いすることは有害である。C型肝炎、HIVについても同様である。
- 飛沫感染に対する咳エチケットを遵守してもらうよう注意が必要である。
- 感染症対策の情報は、職場の仲間からの情報、施設内での講習会の影響が大きい。できるだけ施設内での講習会を開催することが必要であるが、その際のオピニオンリーダーへの情報提供が重要である。

【結論】
　高齢者施設における感染症として肝炎の占める割合は小さいが、標準予防策を遵守することが必要である。肝炎のみに力を入れるわけではなく、バランスの取れた、施設内感染対策を広める必要がある。

あとがきに代えて
―この2年間の進歩―

東京大学大学院医学系研究科生体防御感染症学
医学部附属病院感染症内科
准教授
診療科長

四柳　宏

　ここに掲載した3種類のガイドラインは2014年春に公表したものです。今回多くの方からのお勧めを頂き、書籍として発刊することと致しました。

　ガイドラインを発行した2014年始めから現在までにウイルス肝炎については大きな変化がありました。以下に紹介します。

1）B型肝炎の治療の進歩

　B型肝炎の治療薬としてテノホビルが使われるようになりました。エンテカビル・テノホビルという効果の高い経口薬2種類が使えるようになり、より多くの患者さんが効果的な治療を受けることができるようになりました。

　B型肝炎のウイルスを体内から排除することは簡単ではありませんが、肝硬変・肝がんになるのを防ぐことは薬を飲み続けることで可能です。薬を飲み続けている間は、ウイルスの伝播（他の人にウイルスが感染すること）がほとんど起こらないことは本文18ページで述べた通りです。

2）B型肝炎ワクチンの定期接種への導入

　B型肝炎にはワクチン（予防接種）があります。2014年夏の段階で世界184か国が定期接種化しているワクチンです。定期接種化ということはすべての国民が無料で接種を受けるように定められているということです。

　これまで、わが国ではB型肝炎ワクチンの定期接種化が行われてきませんでした。その理由はいくつもありますが、日本ではお母さんからお子さんへの感染を防止するだけ

で、感染者の人数が大きく減ったことが一番の理由です。現在17歳から21歳の国民のうち、B型肝炎ウイルスに持続感染している人の割合は約0.02%です。

　B型肝炎は、感染者の血液・体液中に含まれるウイルスが他の人の皮膚や粘膜にある傷口から体内に入ることにより感染するウイルスです。感染していても多くの人には症状がありませんし、血液検査をしなければ感染していることもわかりません。

　17歳から21歳の国民の0.02%はB型肝炎ウイルスに持続感染していますが、その約3分の2はお母さん以外の人からの伝播によるものということが最近になって厚生労働省の研究班の調査によりわかりました。現在、日本では年間約100万人の赤ちゃんが生まれます。計算上はこの中の200人が成人までにB型肝炎ウイルスに持続感染し、130人はお母さん以外の人から感染するということになります。

　人数は決して多くないとはいえ、出生後にB型肝炎に感染するお子さんが130人おられ、誰がその130人になるかがわからないという事実は大きなことでした。予防接種の研究者や国はこのことを重く受け止め、すべての国民が無料でB型肝炎ワクチンを受ける制度を整えることが決定しました。この本が皆さんの手元に届く頃には定期接種の開始時期が決まっているのではないかと思います。

3) C型肝炎の治療の進歩

　B型肝炎と異なり、C型肝炎にはワクチンがありません。ウイルスの構造が多様なために、C型肝炎ウイルスすべての感染を防止するワクチンを作ることが極めて難しいからです。

　C型肝炎の治療は、2014年夏まではインターフェロンを使う治療のみが可能でした。インターフェロンはリバビリンという薬との併用で大きな効果が上がりますが、患者さんの体質によって効果が異なる、ほとんどの人に副作用が起きる、注射薬であり週1回の通院が必要である、などいくつかの問題があり、治療を受けられない方も多数おられました。

　しかしながら、2014年秋からは次々とインターフェロンを使わない治療が登場しました。2014年9月にはスンベプラ・ダクルインザ（対象は遺伝子型1b）、2015年5月には

ソバルディ・リバビリン(対象は遺伝子型2)、2015年9月にはハーボニー(対象は遺伝子型1)、2015年11月にはヴィキラックス(対象は遺伝子型1)と、現在までに4通りの治療が可能になっています。いずれも飲み薬の治療(基本的には12週間)で95％以上の人がウイルスの排除に成功しています。副作用も軽いことがほとんどです。こうした治療によってC型肝炎の患者さんが皆治療を受けることにより、他の人への感染の伝播もなくなることが期待されています。

　以上がこの2年間の主な出来事です。肝炎ウイルスが世界からなくなるのはまだ先のことだと思いますが、肝炎・肝硬変・肝がんになる人の数は急速に減るはずです。

　この本を手に取って下さった方の多くは、ご自身あるいはご家族がB型肝炎・C型肝炎のいずれかに感染されていることと思います。現在や将来に不安を抱えている方がほとんどではないでしょうか。
　このガイドラインを作成する過程で多くのアンケート調査を行い、その結果を解析しました。一般生活者の方々、医療関係者の方々、保育施設の方々、高齢者施設の方々と全体で10,000人近い方にアンケートにお答え頂き、皆さんがどのようなことに悩んでおられるかを伺った上でこのガイドラインはでき上がったものです。わかりやすく記述することを優先しましたので専門的には不十分な箇所も多々あるかと思いますし、細かな疑問にはお答えしきれていないと思いますが、そうした点に関しては皆さんの声をお寄せ頂ければと思います。何らかの形でお答えすることを考えたいと思います。

　医学の分野で最近大きな話題になっていることの一つに"腸内細菌"があります。一般の方向けのガイドラインで触れたように、私たちの腸の中には多くの細菌が住み着いています。その多くは私たちを病気から守る役割をしていることもわかってきています。微生物を上手に飼いならしていくことは私たちが健康に暮らしていくためには重要なことのようです。B型肝炎ウイルス・C型肝炎ウイルスに関しても、排除できるに越したことはありませんが、上手に飼いならしていくことも一つの方策かと思います。

おわりに

　この本をまとめるにあたっては本当に多くの方の御世話になりました。研究班の仕事を直接手伝って頂いた方のお名前を以下に挙げさせて頂きます。この他にも本当に多くの方に御世話になったことを申し添えます。

地方独立行政法人東京都健康長寿医療センター
稲松　孝思　先生

国立研究開発法人国立国際医療研究センター
肝炎・免疫研究センター
正木　尚彦　先生

東京大学医学部附属病院感染制御部
森屋　恭爾　先生

国立病院機構長崎医療センター臨床研究センター
八橋　弘　先生

山形大学医学部附属病院検査部
森兼　啓太　先生

東邦大学医療センター佐倉病院小児科
小松　陽樹　先生

大阪府立母子保健総合医療センター消化器・内分泌科
惠谷　ゆり　先生

東京肝臓友の会
米澤　敦子　様

東京肝臓友の会
山田　光子　様

江東区保健所
浦山　京子　先生

中島医院
中島　夏樹　先生

社会福祉法人東京児童協会亀戸こころ保育園
菊地　真琴　先生

文京区立千石保育園
勝又　すみれ　先生

特別養護老人ホームもみじ苑
福島　智子　先生

公益社団法人全国老人保健施設協会
山田　和彦　様

公益社団法人全国老人保健施設協会
吉田　洋憲　様

東京都健康長寿医療センター研究所
谷口　優　先生

美祢市立美東病院
大石　俊之　先生

山口大学医学部
久永　拓郎　先生

株式会社インテージ（現勤務先　株式会社アンテリオ）
錦織　正和　様

株式会社インテージ（現勤務先　株式会社アンテリオ）
尾谷　和泉　様

株式会社トータルナレッジ
澤田　昭　様

株式会社トータルナレッジ
河村　佳洋　様

株式会社トータルナレッジ
浅野　紀夫　様

株式会社トータルナレッジ
山石　毅　様

株式会社トータルナレッジ
山内　勉　様

株式会社トータルナレッジ
堀込　泰造　様

　最後に、この冊子の出版を快くお引き受け頂き、貴重な助言を数多く頂いた協和企画に篤く御礼申し上げます。

日常生活でお子さんから高齢者まで、みんなを肝炎ウイルスから守る
ウイルス肝炎感染防止ガイドライン

2016年1月27日　　第1版第1刷発行

■ 監修　　　　　　四柳　宏（東京大学医学部附属病院感染症内科科長・准教授）
■ 編集・制作・発売　株式会社協和企画
　　　　　　　　　　〒105-8320　東京都港区虎ノ門1-10-5
　　　　　　　　　　電話：03-6838-9200
■ 印刷　　　　　　株式会社恒陽社印刷所

Ⓒ無断転載を禁ず
ISBN978-4-87794-177-2 C3047 ¥1900E

定価：1,900円+消費税